これからの循環器診療に役立つ

漢方薬処方テキスト

監修 田邊 一明
島根大学医学部内科学第四・教授

著 北村 順
神戸海星病院内科部門長
島根大学医学部臨床教授

文光堂

監修のことば

　北村順先生の著書「循環器医が知っておくべき漢方薬」(2013年2月)，「続・循環器医が知っておくべき漢方薬—患者満足度を上げる次の一手」(2017年3月)を手にし，漢方薬に見向きもしなかった循環器医（私自身）が，この症状は漢方で何とかなるかもしれない，と処方する機会が増えました．2017年3月，金沢で開催された第81回日本循環器学会学術集会のファイアーサイドセミナー「循環器領域での漢方薬の可能性—治療満足度を上げる次の一手」が循環器領域の全国学会で初めて漢方にスポットライトを当てたと記憶しています．北村先生が演者の一人として「循環器医療の中でも，定石の治療で取りきれない症状に対して，漢方医学的に何とかなりますか？と考えることが重要」というメッセージを発せられました．60席ほどの会場が一杯で，座長をさせていただいた私も「患者満足度」というキーワードを求める循環器医がいることに，これからこの領域が大きくなっていく期待を感じました．2018年9月，大阪で開催された第66回日本心臓病学会学術集会では，ケースに学ぶ「循環器診療における漢方処方例」で北村先生がやはり演者の一人として循環器診療における漢方薬の使い方や効果について講演されました．大きな会場を埋め尽くす参加者に，循環器診療において未だ十分なデータが集積されていないものの，漢方によって「患者満足度」を上げたいという循環器医が着実に増えてきているということを実感しました．

　2019年2月に地方会ではありますが，私が主催させていただいた日本心臓リハビリテーション学会第4回中国支部地方会で，北村先生にランチョンセミナーの講師をお願いし，「心臓リハビリテーション領域で役に立つ漢方—特にフレイル・サルコペニア・高齢者の心不全について」のタイトルで講演していただきました．この講演でフレイル・サルコペニア・高齢者の心不全という現代の循環器領域の大きなテーマに対し，「消化器フレイル（脾虚）」に六君子湯，人参養栄湯，「呼吸器フレイル（肺虚）」に人参養栄湯，「腎骨格フレイル（腎虚）」に牛車腎気丸という漢方の可能性を示していただきました．腎虚とは老化による諸機能低下のことであり，先天の精気という気「腎気」は生まれついたときの量が最大量で，年齢を重ねるごとに減っていくのだそうです．腎気を補うことがフレイルの進行を遅らせるとすれば，漢方が効くかもしれない多くの患者さんの顔が思い浮かびます．牛車腎気丸が高齢者心不全，浮腫にも効

果が期待されると知り，処方する例が増えてきました．日本循環器学会のガイドライン「急性・慢性心不全診療ガイドライン（2017 年改訂版）」で高齢者に多い左室駆出率の保たれた心不全（HFpEF）の治療薬として，クラス I はうっ血に伴う自覚症状軽減目的での利尿薬投与のみです．したがって，HFpEF の治療は原疾患に対する基本的治療，心不全症状の軽減，併存症に対する治療を個別に行うことになります．北村先生は 2013 年から西洋医学と漢方の併用という考え方を提案されています．循環器医が管理する中でガイドラインに沿った西洋医学的治療を尽くし，老化による諸機能低下を漢方で補うという考え方は，眼前で悩む患者さんに対して試みてもいいのではないでしょうか．「患者満足度」を上げる新たな一手を北村先生に教えていただきたいと思います．

2020 年 1 月

田邊 一明

CONTENTS

INDEX

はじめに

　2013 年に『循環器医が知っておくべき漢方薬』(文光堂)を上梓しました．循環器診療においてはタブーに近い存在であった漢方薬が実はとても役に立つということ，そして標準治療の隙間を埋め，患者満足度を上げてくれる存在であることを伝えるのが目的でした．東洋医学・漢方の難しい理論や専門用語をできるだけ使わず，漢方を学ぶ機会のなかった循環器内科・心臓血管外科の先生方にもすぐに処方していただけることを意識した本にしました．

　続いて 2017 年，続編となる『続・循環器医が知っておくべき漢方薬―患者満足度を上げる次の一手』(文光堂)を発刊しました．漢方治療の効果を上げるための考え方・方法を解説し，前著で紹介した処方で上手く治療できなかったときの次の一手を提案することを目標としました．また，前作で紹介した漢方薬を使えばさらにこんな治療もできます！という提案も行いました．イメージとしては，前作の発展編と考えて読んでいただくとよい内容であったかもしれません．

　そして，2020 年．この 7 年の間で，循環器診療における漢方薬の位置づけや意味合いは大きく変わりました．日本循環器学会や日本心臓病学会の学術集会をはじめとする循環器系の学会で漢方の話をする機会をいただけるようになり，会場には多くの方がいらっしゃっています．実際に漢方薬を処方された先生方からは，『効いた』，『効果に驚いている』といった声が私のもとに届くようになってきました．漢方薬が，単に『標準治療の隙間を埋める』存在から，『標準治療の一翼を担う』プレイヤーになりつつあるという空気を感じます．

　江戸時代を代表する漢方医・吉益東洞は，著書の中で『余四十年来所親試実験也』と記しています．親試実験とは，臨床の場で実際に効果を確認すること．吉益東洞ほどの名医でも『四十年来，親試実験を行っている』というのですから，患者さんから学ぶことはやはり重要なのですね．

　私が本格的に漢方を学び始めてから 16 年になりますが，多くの循環器疾患の患者さんに漢方薬を処方する機会を得てきました．その中には，文献的に効果があるといわれていても『思ったほど効かないなぁ…』と感じるものもあり，逆に，循環器疾患にそれほど適応があるとは認知されてこなかった薬が驚くほど効くこともありまし

た．まさに『十六年来所親試実験也』といった心境です（…東洞先生，失礼しました）．

　循環器診療において漢方がタブーではなくなった今だからこそ，これまでの経験やここ数年の新たな治験，私の考えなどを改めて紹介したいと思うようになりました．この本をきっかけに，一人でも多くの先生方に漢方薬の良さを知ってもらい，親試実験が個々の症例経験の集積となり，最終的にはエビデンスと考えられるデータへと昇華すること，そして日本オリジナルの循環器標準治療が構築されることを願ってやみません．さらに漢方が，高齢者の心不全(特にHFpEF)，心不全患者のターミナルケア，心不全パンデミックの問題など，循環器診療が抱える課題に対する一つのブレイクスルーとなることを密かに期待しつつ話を始めてまいります．

漢方エキス製剤の基本

◉漢方エキス製剤は水または白湯で服用することが望ましい

解 説

　漢方エキス製剤を処方すると，患者さんから『お茶で飲んでもいいのか？』と聞かれることがありますが，基本的には水または白湯で服用することが望ましいと説明しています．お茶やコーヒーはタンニンが漢方成分と化学反応を起こす可能性があるから…という理由です．また，牛乳などの乳製品は，タンパク質が成分と結合して吸収率が低下するため，NG と考えられています．…ちなみに例外もあります．頭痛などで用いられる川芎茶調散という漢方薬には茶葉という生薬（言い方を変えればお茶っ葉）が入っており，お茶で飲むと効果が上がるとされています．他にも，八味地黄丸は『酒で服用する』と出典である金匱要略『血痺虚労病篇』に記載されています．

◉漢方エキス製剤の投与量 ➡ 服薬アドヒアランスを考えて朝夕 1 包ずつから始める
◉服用のタイミング：必ずしも空腹時（食前 / 食間）の服用にこだわる必要はない ➡ 食後でも OK

解 説

　漢方の煎じ薬は，朝に 1 日分を煎じておき，それを 2〜3 回に分けて服用してきました．これが毎日となると，かなり面倒くさいですね．家中に漢方薬（薬草）の匂いが充満しますし…．幸い今はエキス製剤がありますから毎朝漢方薬を煎じる必要はな

4

いのですが，服用回数は今も昔も変わりません．1日2～3回です．服用回数が多いと，当然アドヒアランス低下につながります．

　医療用漢方エキス製剤の多くは1日3回服用となっていますが，漢方薬の服薬アドヒアランスを向上させるためにも，まずは1日2回・各1包ずつから服用を始めてみましょう．これは，初期の胃腸症状を軽減させる意味も兼ねています．そして，1日3包への増量を考える場合にも，型通り『毎食前』とするのではなく，『朝・夕食前＋眠前』にしたり，『朝食前2包・夕食前1包』の2回服用を考慮するなどの工夫があってもよいでしょう．薬ですから，飲んでもらわなければ効きません．少しでも飲みやすくなる工夫をしていきましょう．

　そして，空腹時の服用についてもこだわり過ぎないよう患者さんに説明することをお勧めします．真面目な患者さんは，『食前に飲み忘れた』という理由でそのまま1回分パスしてしまいます．何度も言いますが，薬ですから飲まなくては効きません．処方箋を渡す際，『食後でもいいですからね！』と一言添えてあげて下さい．

　ちなみに，『食前または食間の服用』という服用法について，古典の書物には記載がありません．しかし，近年の研究によって空腹時の服用が望ましい理由が明らかとなりました[1]．例えば，麻黄や附子に含まれるアルカロイドは，空腹時（胃酸のpHが高いとき）のほうが緩徐に吸収されることがわかっています．緩徐に吸収されれば副作用も起こりにくくなり，安全というわけです．生薬中の有効成分濃度がモニタリングされているエキス製剤では問題にならないことですが，古人は附子（トリカブトの根）の副作用対策に苦慮していたと思います．おそらく試行錯誤を重ねた結果，空腹時が安全だ…という結論に至ったのでしょう．逆に，インフルエンザなどの急性発熱性感染症に対して麻黄湯を服用する場合は，エフェドリンの血中濃度を早く上げるために胃酸を希釈することを考えます．したがって，食後に服用する，あるいは多めの白湯に溶かして服用したほうがよく効くかもしれません[2]．

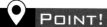
◉初回処方は 2 週間分にする

解 説

　漢方薬を処方すると，一定の割合で『苦くて，どうしても飲めなかった…』という患者さんに遭遇します．美味しく感じる漢方薬は体に合っている…とか，効く可能性が高い…などといったりもしますが，単純に苦味の強い生薬が入っていれば誰が飲んでも苦い訳で，エキス製剤であっても飲みにくい漢方薬は存在します．有名なところでいうと，呉茱萸湯や当帰四逆加呉茱萸生姜湯ですね．呉茱萸湯は，冷えると起こる頭痛や嘔吐を伴う頭痛に対して，当帰四逆加呉茱萸生姜湯は，手足の先が冷えてしもやけができやすい人，あるいは冷えると下腹が痛くなるような人に処方する薬です．両処方の名前に共通して含まれている生薬・呉茱萸，これが苦いのです[3]．頓服でたまに服用するだけなら我慢できるけど，定期的に服用するとなるとちょっとツラい…ということになるのもわかります（苦さを我慢してでも治したい症状か…ということでもありますが）．

　また，『飲み始めてから胃もたれする』，『食欲が落ちた』あるいは『軟便になった』，逆に『便秘がちになった』といった消化器症状や，『飲んだら湿疹が出た』，『体が痒くなった』というような皮膚症状が出る場合もあります．大黄や芒硝のような瀉下作用を持つ生薬が入っていれば，軟便になったり下痢したりするのは当たり前ですが，それらが含まれていない薬でも胃腸の調子が変わることはよくあることです．元々便秘だった人が『漢方を飲み始めたら気持ち良く便が出るようになった！』と言ってくれるのは OK ですが，元々快便だった人が『漢方を飲み始めてから，便が緩くなった』というのは，ちょっとよろしくないですね．

　漢方処方から 2 週間もあれば，そういった初期の不都合は表面化してきます．早い人なら 3 日飲んでみて『もうダメだ』とやめてしまいます．最初から長期処方にしてしまうと，大量の漢方薬が無駄になります．次の診察時に持って来られて『この薬，飲めなかったんですけど，どうしましょう』と言われても，返品はできませんし．

　ということで，漢方薬の初回処方は 2 週間分までにされることをお勧めします（私は 2 週間後の再診を『飲めたか確認診察』と呼んでいます）．漢方薬は化学合成できま

せん．天然由来の生薬から作るもの，言うなれば貴重な資源です．生薬資源の不足は深刻な問題ですので，資源が無駄にならないようご協力をお願いします．

 POINT!

◉問題なく服用できることが確認できたら長期処方
➡ 副作用のチェックを忘れずに！

解 説

『飲めたか確認診察』では，不都合なく服用できたかどうかを確認するだけでなく，血圧測定，浮腫出現の確認を行います．ただし，効果についてはサラッと聞くだけに留め，『効果ありそうだな』なり『まだ効果が出てないな』というのを軽く確認する程度にします．

服用できることが確認できたら，処方期間を延ばしてもよいでしょう．私の場合，2回目の処方は4週間分としています．そして，4週間後（初診から合計6週間後）の『副作用確認診察』で，副作用チェックのための採血を行います（図1）．

肝機能異常が起こる場合，早ければ漢方薬服用開始2週間後頃から起こるといわれていますが，その時期に重篤な異常が生じている可能性は少ないと思います．また，甘草による偽アルドステロン症（低カリウム血症）も2週間後〜半年後の時期に起こると考えられていますので[4]，『飲めたか確認診察』の日に採血を行うのはちょっと早すぎるのです．『飲めたか確認診察：2週間の服用で初期の不都合がなかった→さらに4週間分服用→副作用確認診察：副作用確認と効果判定』という流れにできると，安全な漢方処方が可能になると考えて下さい．

血液検査の項目は，CBC（血液像），肝機能，電解質が必須です．その他，腎機能や脂質・糖質，検尿などは必

初診：2週間分処方

2週間後 ⬇

〈飲めたか確認診察〉

再診：服用に不都合がなければ4週間分処方

4週間後 ⬇

〈副作用確認診察〉

再診：血液検査に異常がなければ長期処方可 （CBC(血液像)，ALT, AST, LDH, T. Bil, BUN, Cr, Na, K, CL 他）

図1：処方期間について

要に応じて追加します．私は，甘草を含有する漢方薬を処方する場合に限りBNPもチェックしますが，保険上の問題もありますから，必須とはいいにくいところです．ご存知のとおり，BNPは体液貯留に対して鋭敏に反応します．甘草による体液貯留傾向が出ている場合に，症状や胸部X線写真でわからない程度でもBNPは上昇していることがありますから，低心機能の患者さんに甘草を含有する漢方薬を処方しなくてはならない場合には，是非BNPをチェックして下さい．…〈心不全〉の章で後述しますが，降圧薬，利尿薬，スタチンなどを服用している患者さんは，薬剤性のこむら返りを起こすことがあります．『こむら返り＝芍薬甘草湯』と反射的に考えると，心不全が悪化する場合がありますのでご注意下さい．

　さて，CBC（血液像）で何を見たいかというと，好酸球です．漢方薬による肝機能異常などの副作用は，アレルギーによって起こることがあるため[5]，ALTやLDH，総ビリルビンなどの肝胆道系酵素に異常を認めていなかったとしても，服用開始から6週間後の時点で好酸球が増加していたら，"次回もう一度採血"という方針にしておいたほうがよいのです．アレルギー性鼻炎などで，元々好酸球の割合が多めの方もいますから，漢方薬服用前の血液検査データがなければ何ともいえない場合もありますが，好酸球が多めの場合は要注意です．

　電解質をチェックする目的は，偽アルドステロン症による低カリウム血症が起きていないかを確認することです．低カリウム血症は，甘草の量が多いと起こりやすくなりますが，少量の甘草でも起きる場合があります[6]．具体的には，1日量2.5g以上の甘草は要注意…とされていますが，1日量わずか0.5gでも発症するケースがあります．また，循環器疾患の患者さんは，利尿薬を服用していたり，インスリン治療を受けていることが多いですから，それらと甘草の合わせ技で，余計に血清カリウム値が下がる可能性があることも意識しておいたほうがよいでしょう．

　血液検査で副作用が出ていた場合には，もちろん漢方薬を中止します．仮に，薬剤性の間質性肺炎が起きた場合であっても，速やかな休薬が最も有効であることがわかっています[7]．『副作用が出ているので一度漢方薬をやめましょう』と説明すると，大抵の方は了解して下さいますが，漢方薬の効果が高い場合には『やめたくない』と言われる場合があります（…例えばこむら返りのときの芍薬甘草湯などは，結構やめたくないと言われますよね）．その場合，減量または他剤への変更が必要となるわけですが，植物由来の漢方生薬自体が合わない場合もありますから，それでも一旦は中止をお勧めして下さい．他剤への変更は，検査データ異常が正常化してからになりま

すが，そこからはもう漢方専門医に任せたほうがよいでしょう．漢方専門医は日本東洋医学会のホームページで検索できますので，ご参照下さい（https://www.jsom.or.jp/jsom_splist/listTop.do）．

　副作用については，改めて〈漢方薬の副作用について〉の章でも詳しく取り上げます．

POINT!

◎効果判定は慌てず ➡ 急性疾患なら３日〜２週間後，慢性疾患なら１〜３ヵ月後に判定を

解　説

　漢方薬の効果判定ですが，どのタイミングで行うか悩ましいことも多いですね．患者さんの症状・状態によりますし，罹病期間が長ければそれだけ効果が出るのにも時間がかかるかもしれません．昔の名医達の書物を読むと，『服用開始から半年後にようやく効果が出始めた…』なんてことが当たり前のように書いてあったりして，よくそこまで患者さんが待ってくれたなぁ…とも思います．

　そこで，現実的なところでの提案ですが，急性疾患なら３日〜２週間後，慢性疾患なら１〜３ヵ月後頃に判定ということでどうでしょうか？例えば，心不全治療のために利水剤（体内の水分調節を行う漢方薬）を処方した場合に，効果判定が３ヵ月後…というのでは，スピード感がなさ過ぎますよね．心不全の程度にもよりますが，効果発現が早い場合，『漢方薬を飲み始めたその日から，ジャージャーおしっこが出始めた！』という状況になるそうです（患者さん談）．したがって，３日〜２週間くらいの間で効果判定をすればよいのではないかと思います．効果がない場合は，他の処方への変更を考えましょう．

　慢性疾患でも１ヵ月待たずして効果が出ていれば，大成功です．患者さんの言葉を借りれば『奇跡が起きた！』ということや，『漢方がこんなに効くなんて驚きました』というようなことも実際にあるのですから．ただ，いつも上手くいくわけではありません．『全く効果ありません』と開口一番言われることもしばしば　．そこから薬の調整を行うのがわれわれの仕事です．慢性疾患の場合，概ね３ヵ月服用してもらっても効果がない場合，他剤への変更を考えましょう．

● 腎不全症例への漢方処方 ➡ 日本の医療用漢方エキス製剤は安全と考えてよい
● 腎機能改善を期待して処方するなら防已黄耆湯，七物降下湯を

処方例

20 防已黄耆湯エキス顆粒 2～3包(5.0～7.5g)／日
〈効能・効果〉腎炎，ネフローゼ，浮腫，肥満症　など
〈注意すべき生薬（1日量）〉甘草1.5g　（→偽アルドステロン症）

46 七物降下湯エキス顆粒 2～3包(5.0～7.5g)／日
〈効能・効果〉高血圧に伴う随伴症状（のぼせ，肩こり，耳なり，頭重）
〈注意すべき生薬（1日量）〉当帰4.0g，地黄3.0g　（→胃もたれ，食欲低下など）

解 説

『腎不全患者に漢方薬を処方しても大丈夫？』

『腎機能低下のある患者に漢方を処方する場合，減量が必要ですか？』

といった質問をいただくことがありますが，日本の医療用漢方エキス製剤が腎機能を悪化させることはまずありません[8]．むしろ，慢性腎臓病（CKD）を合併した高血圧や心不全症例には，腎保護の目的で積極的に漢方薬を処方しています．

　腎不全に対する漢方治療として知られているものに，牛膝・黄耆の粉末（黄耆末）の単独服用があります．通常,漢方薬といえば複数の生薬を組み合わせたものですが，単一の生薬のみを服用するという変則的な投与法です．22例のCKD患者を対象に黄耆末を投与した結果，性別，年齢75歳以上/未満，CKD罹患期間，開始1年前のeGFR低下速度，開始時の蛋白尿の存在，糖尿病の有無に関係なく，すべての患者においてeGFRの改善を認めたという報告があります[9]．黄耆末は漢方の世界では有名なのですが，通常のエキス製剤のほうが何となく安心…と感じられる方もいらっしゃるでしょう．そのような場合，代用薬として防已黄耆湯を使う手があります．『色白で筋肉軟らかく水ぶとりの体質で疲れやすく，汗が多く，小便不利で下肢に浮腫をきたし，膝関節の腫痛するものの次の諸症：腎炎，ネフローゼ，妊娠腎，陰嚢水腫，肥満症，関節炎，癰，癤，筋炎，浮腫，皮膚病，多汗症，月経不順』という多彩な効能・

効果を持つ薬ですが，イメージ的には"水太り傾向の人の膝関節痛治療薬"として使われることが多い薬です．その名前に"黄耆"と入っているように，防已黄耆湯には多め（1日量5g）の黄耆が入っています．

　もう一つ紹介したい薬が，七物降下湯です．七物降下湯は，日本東洋医学会の初代会長であった大塚敬節先生がご自身の高血圧と眼底出血治療のために考案された薬です．大塚先生は昭和の漢方復権に尽力された方で，大塚先生を知らない漢方医はいない…というくらいの方です．1900年生まれの大塚先生が作った処方ですから，漢方エキス製剤の中で最も新しく創方された薬ともいえますね．七物降下湯の効能・効果は『身体虚弱の傾向のあるものの次の諸症：高血圧に伴う随伴症状（のぼせ，肩こり，耳なり，頭重）』となっていますが，大塚先生は著書『漢方医学』の中で[10]，七物降下湯を用いるコツとして『疲れやすくて最低血圧の高いもの，尿中に蛋白を証し，腎硬化症の疑いのある高血圧患者，いろいろの薬方を用いて奏効しない者に用いることにしている．このようにして，この薬方で血圧の安定した患者はどれほどあるか，たいへんな数に上ると思う．』と記しています．実は，この文章の中にある『尿中に蛋白を証し，腎硬化症の疑いのある高血圧患者』に七物降下湯を処方した研究があります．

報　告　　漢方治療の追加による高血圧合併の慢性腎臓病への有用性

（文献11）より）

対象：第一選択薬として ARB または Ca 拮抗薬で治療中の高血圧合併 CKD 症例 9 例
方法：6ヵ月間 降圧薬に七物降下湯エキス顆粒を併用し，腎機能に対する影響をみる．
結果：収縮期血圧：平均 132 mmHg → 125 mmHg へ
　　　　血清クレアチニン値：平均 2.0 → 1.8 mg/dL（P < 0.05）
　　　　尿蛋白も減少傾向となった．

　この研究は，これこそまさに親試実験．偉大な先人の言葉だからといって鵜呑みにせず，実際に効果があるのかを確かめてみた…ということですよね．素晴らしい．そして私も，この研究結果を確かめようとしていますが，七物降下湯は確かに効きます．血清クレアチニン値が下がるのです．クレアチニン値が低下する程度には個人差がありますが，服用前のクレアチニン値 1.5〜2.0 mg/dL くらいであれば，0.5 mg/dL 前後は改善する印象をもっています．代表的な一例を紹介しましょう．

症 例	七物降下湯が有効であった一例

症例：78歳，男性

病歴：高血圧，上室期外収縮のためA医院に通院．2012年2月左腎癌が見つかり，B病院で左腎摘出術を受けた．退院後当院でのフォローを希望され，同年5月より当科外来へ通院．

初診時身体所見：血圧144/94mmHg，脈拍72/分（整），胸部聴診：心雑音なし，肺雑音なし

検査データ：尿蛋白（±），尿潜血（＋），WBC6,310/μL，Hb12.7g/dL，PLT15.0×10^4/μL，TP7.5g/dL，Alb4.6g/dL，AST28U/L，ALT26U/L，LDH165U/L，BUN31.8mg/dL，Cr2.04mg/dL，eGFR25.7mL/min/1.73m²，UA7.8mg/dL，K4.2mEq/L，FBS103mg/dL，HbA1c5.3%

方針：当院初診時，CKDステージG4の状態であった．腎不全食の栄養指導を受けていただき，前医処方のバルサルタン20mgとカルベジロール2.5mg継続とした．

経過：栄養指導が奏効し，2ヵ月でCr2.04mg/dLから1.50mg/dLに改善したが，その後徐々に上昇を認め，2014年10月28日尿蛋白（±），尿潜血（2＋），BUN19.7mg/dL，Cr1.90mg/dL，UA6.7mg/dL，K3.7mEq/Lとなったため七物降下湯エキス顆粒3包/毎食前を追加処方．2014年11月25日の再診時には尿蛋白（－），尿潜血（±），

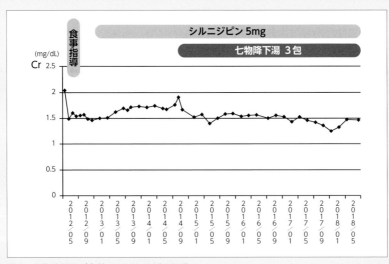

図2：七物降下湯が有効であった一例の経過

BUN 18.2 mg/dL, Cr 1.67 mg/dL, UA 6.8 mg/dL, K 4.0 mEq/L となった．その後，Cr 1.3〜1.6 mg/dL で経過している（図 2）．

　この症例に限らず，高血圧治療中の CKD 症例や，利尿薬投与によってクレアチニンが上昇した心不全患者さんなどに対して積極的に七物降下湯を処方していますが，ほとんどの症例でクレアチニン値の改善がみられます．

　さらに言うと，透析患者さんへの漢方処方も問題ありません．私は，血液透析に携わっていたこともあるのですが，不均衡症候群に対して五苓散，透析中のこむら返りには芍薬甘草湯など，漢方薬は日常的に使っていました．ちなみに，血液透析患者のカリウム制限は 1,500 mg/日ですが，漢方エキス製剤に含まれるカリウム量は 1 日量で 100 mg/日程度ですので，ほとんど影響はないと思います[12]．透析患者さんに対する漢方薬については，和田健太朗先生の『透析医のための漢方薬テキスト』[13]をお勧めします．わかりやすくて良い本です．

文　献

1) 久保道徳：漢方薬服用患者への情報提供．薬局 48：1065-1066, 1997
2) 田代眞一：漢方薬はいつ飲むのがよいのでしょうか．適切な服用時間を教えてください．漢方調剤研 6：6, 1998
3) 日本薬学会編：薬学生・薬剤師のための知っておきたい生薬 100―含・漢方処方，東京化学同人，東京，34, 2004
4) 牧　綾子ほか：ツムラ芍薬甘草湯エキス顆粒（医療用）の副作用発現頻度調査．診断と治療 104：947-958, 2016
5) 萬谷直樹ほか：漢方薬に対するリンパ球幼若化試験の信頼性に関する予備的研究．日東医誌 51：1093-1099, 2001
6) Harahap IS et al：Herbal Medicine Containing Licorice May Be Contraindicated for a Patient with an HSD11B2 Mutation. Evid Based Complement Alternal Med：646540, 2011
7) 鈴木　宏ほか：小柴胡湯による副作用検討班報告：C 型ウイルス性慢性肝炎患者への小柴胡湯投与に関するガイドライン．和漢医薬誌 17：95-100, 2000
8) 牧野利明：いまさら聞けない生薬・漢方薬，医薬経済社，東京，89-94, 2015
9) 伏見　章ほか：慢性腎臓病（CKD）に対する黄耆末の使用経験．日本東医誌 68：324-332, 2017
10) 大塚敬節：新装版 漢方医学，創元社，大阪，32, 2001
11) 小野孝彦ほか：漢方治療の追加による高血圧合併の慢性腎臓病への有用性．日内会誌 101 Suppl 号：281, 2012
12) 日本東洋医学会学術教育委員会編：専門医のための漢方医学テキスト，南江堂，東京，128, 2009
13) 和田健太朗：透析医のための漢方薬テキスト，アトムス，東京，2018

心不全

 POINT!

◉心不全パンデミック時代の漢方治療
　➡ 高齢者の心不全，HFpEF には漢方利水剤の併用を
◉標準治療に利水剤を併用して利尿薬の減量を図る

解説

　2020 年には日本の心不全患者総数が 120 万人に達すると予想されており，特に高齢の心不全患者が増加すると考えられています[1]．高齢者の心不全には，左室駆出率の保たれた心不全 heart failure with preserved ejection fraction（HFpEF）の割合が多いわけですが，ご存知のとおり HFpEF に対する薬物療法として，現時点で死亡率や臨床イベント発生率の低下効果が明確に示されたものはありません．唯一『うっ血に伴う自覚症状軽減目的での利尿薬投与』のみが，クラスⅠで推奨されています．しかし，ループ利尿薬やサイアザイド系利尿薬には電解質異常を引き起こす可能性があり，低カリウム血症によって重症心室性不整脈が誘発される場合もあります．また，腎機能低下例では，利尿薬によってさらなる腎機能悪化が生じることも多く，『心臓を立てれば，腎臓が立たず』の状態に頭を悩まされることもしばしばでしょう．また，バソプレシン V_2 受容体拮抗薬であるトルバプタンは低カリウム血症や腎機能悪化を生じにくいものの，導入時に急激な高ナトリウム血症をきたす可能性があることや，薬の値段が高い（7.5 mg 錠の薬価：1,277.3 円，15 mg 錠：1,943.1 円）というデメリットがあります．

　一方漢方薬は，甘草の含有量を考慮しておけば電解質異常や腎機能悪化をきたすことなく，安全に用いることができます[2]．そして，利尿薬をはじめとする西洋医学的標準治療の邪魔をすることなく，＋αの効果をもたらします．漢方利水剤の併用は利尿薬の総量を減らすことにつながり，結果として，より副作用の少ない心不全治療を可能にすると考えられます．

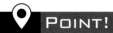

◉利水剤の併用①：五苓散(ごれいさん)を利尿薬に追加して効果増強を狙う ➡ 利尿薬減量へ

処方例

17 五苓散(ごれいさん)エキス顆粒 2〜3包(5.0〜7.5g)/日
〈効能・効果〉浮腫，めまい，頭痛，ネフローゼ，糖尿病　など
〈注意すべき生薬(1日量)〉なし

解　説

　ここからは具体的に『標準治療に漢方薬（利水剤）を併用する』方法を説明していきます．まずは五苓散(ごれいさん)．五苓散は代表的利水剤であり，アクアポリン（AQP）と呼ばれる水チャネルを介した水利尿作用を持つ薬です[3]．標準的心不全治療薬に追加することで利尿効果が増強され，胸水や浮腫の軽減が得られます．興味深いことに，脱水状態のときに五苓散を服用しても尿量を増やすことはありません[4]．ここが利尿薬との大きな違いです．"体内における水分の偏在を調整する"ような作用をするのです．五苓散による尿量増加や浮腫軽減には電解質異常を伴わないため，安心して投与できます．特に禁忌はありませんので，標準治療に追加投与してみましょう．まず，難治性胸水に対して五苓散が投与された症例報告を紹介します．

報　告　　僧帽弁置換術後の難治性胸水に対して五苓散追加が有効であった一症例

（文献5）より）

症例：60歳，男性
主訴：労作時呼吸困難
病歴：僧帽弁置換術から2年後，フロセミド60mg＋スピロノラクトン25mg/日服用中であったが，労作時呼吸困難が出現．胸部X線写真にて右胸水貯留を認めていた．穿刺排液を2回行い，スピロノラクトンを50mg/日に増量したが，胸水はその後も増加を認めた．
処方：五苓散エキス顆粒　3包（7.5g）/日
経過：五苓散追加後，尿量1,400mL/日→2,000mL/日に増加し，2週間で胸部X線写真上明らかな胸水減少を認めた．その後，処方継続により胸水は安定した．

さらに最近では，トルバプタンのノンレスポンダー症例に対して五苓散を追加し，尿量が増加した症例が報告されています．

報　告	トルバプタンノンレスポンダー心不全患者における五苓散併用効果の臨床的検討

（文献6）より）

対象：心不全の急性増悪で入院となった高齢心不全患者 10 例（87 ± 7 歳，男性 3 例）

患者背景：
- eGFR 19.73 ± 8.31 mL / 分 /1.73㎡
- 過去 1 年以内の心不全急性増悪入院：3.4 ± 1.2 回
- フロセミド 43 ± 17.9mg / 日内服中

治療：入院後，2 日間フロセミド 40 〜 80mg / 日を静注．症状・理学所見改善ない場合，トルバプタン 7.5mg / 日投与．前日と比べて比尿量増加，症状・理学所見改善ない場合，さらに五苓散エキス顆粒 5.0 〜 7.5 g/ 日を追加した．

結果：五苓散追加後，有意に尿量が増加し，BNP，eGFR ともに改善を認めた（図 1 〜 3）．また，五苓散追加後，心不全改善し退院に至った著効例（6 例）については，1 年後まで五苓散服用を継続処方され，投与前 1 年間と比較して心不全の悪化による入院回数が有意に減少した（図 4）．

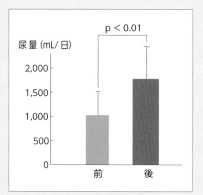

図 1：五苓散併用前後の尿量の変化
五苓散併用により尿量は有意に増加した．
Student's paired *t*-検定．

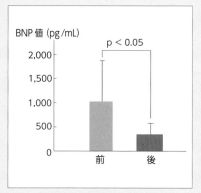

図 2：五苓散併用前後の BNP 値の変化
五苓散併用により BNP 値は有意に低下した．
Student's paired *t*-検定．

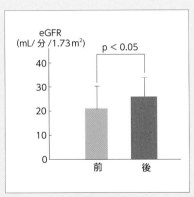

図3：五苓散併用前後の腎機能の変化
五苓散併用により腎機能 (eGFR) は有意に改善した.
Student's paired *t*-検定.

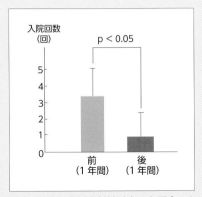

図4：著効6症例（継続投与）の心不全による入院の頻度
1年間継続投与した著効例6例は，投与前1年間と比較して，心不全の悪化による入院回数が有意に減少した.
Student's paired *t*-検定.

　腎臓の集合管における水吸収は，①バソプレシン（アルギニンバソプレシン：AVP）が集合管主細胞の基底膜側にある V_2 受容体（V2R）に結合することで細胞内 G タンパク，アデニル酸シクラーゼ（AC）を介して cAMP が増加する，②プロテインキナーゼ A（PKA）が活性化し，アクアポリン 2（AQP2）のリン酸化が行われる，③ AQP2 がリン酸化されると AQP2 の貯蔵されている小胞が管腔膜側に移動し，細胞膜と癒合することで，水の再吸収が増加する…という機序で行われています（図5）.したがって，うっ血性心不全において AVP は，集合管での自由水再吸収により循環血漿量を増加させるため，うっ血を悪化させる働きをすると考えられます. トルバプタンは，AVP と拮抗することで集合管における水の再吸収を抑制し，水利尿を促すのです（図6）.

　ところで，トルバプタンノンレスポンダーの患者に五苓散を追加投与したら何故尿量が増えたのでしょう. 心不全は水余りの病態であるから東洋医学的には水滞. 水滞の治療薬である五苓散を追加処方したから利水作用によって尿量が増えた…なんて漢方的な言葉でやり過ごすのではなく，五苓散が集合管で行われる水吸収に関わっているとしたらどういう働きをしたのか…ということを考えてみました.

　ここからは私の推測になるので，参考程度に読んで下さい. 図5と図6の中に

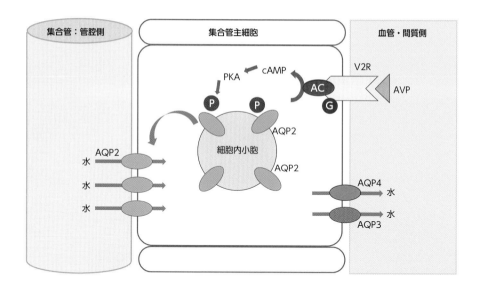

図 5：集合管細胞における水吸収
AVP が集合管主細胞の基底膜側にある V₂ 受容体（V2R）に結合することで細胞内 G タンパク，アデニル酸シクラーゼ（AC）を介して cAMP が増加する．プロテインキナーゼ A（PKA）が活性化し，AQP2 のリン酸化が行われる．AQP2 がリン酸化されると AQP2 の貯蔵されている小胞が管腔膜側に移動し，細胞膜と癒合することで，水の再吸収が増加する．

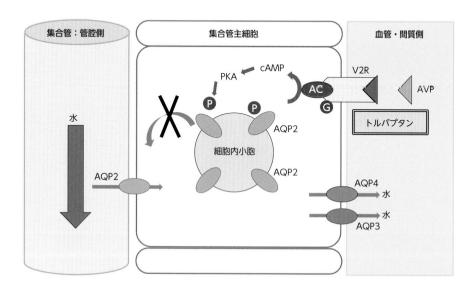

図 6：集合管細胞におけるトルバプタンの作用

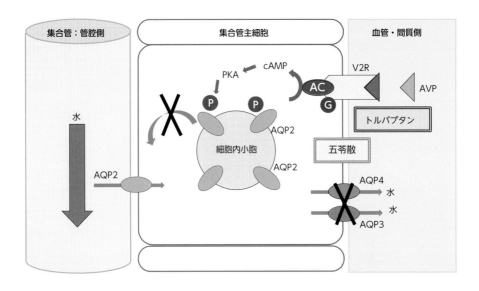

図7：集合管細胞における五苓散の作用

AQP3 と AQP4 というアクアポリンがありますね。集合管主細胞の間質側に存在し
ているこの2つのアクアポリンは、集合管の管腔から集合管主細胞内に入った水を
間質側へ排出させる役割を担っています。この働きがなければ、集合管主細胞は水で
パンパンになってしまいます。先程、『五苓散は代表的利水剤であり、アクアポリン
（AQP）を介した水利尿作用を持つ薬』と紹介しましたが、礒濱先生らの研究によっ
て、五苓散は AQP3，AQP4，AQP5 の活性を阻害することがわかっています[3]。す
ると、トルバプタンと五苓散を併用した場合、集合管主細胞に存在している AQP2，
AQP3，AQP4 がいずれも阻害されるということになります（図7）。集合管主細胞へ
水を入れる役割の AQP2 と、細胞内に入った水を間質・血管へ排出する役割をもつ
AQP3，AQP4 を阻害すれば、集合管管腔から間質へ水の流れがより強く抑えられる
ため、水再吸収がより強く抑制される。その結果、尿量が増えた…のではないかと思
うのです。

　もし、この理屈が正しければ、五苓散を併用することでトルバプタンの量を減らす
ことが可能になります。薬価 1,943.1 円のトルバプタン 15 mg 錠を必要としていた人
が、五苓散との併用で薬価 1,277.3 円の 7.5 mg 錠服用で良くなれば、五苓散3包（7.5 g）

の薬価105.75円が加わったとしても1日約560円の医療費節約になります．この経済効果は大きいですよね．

　いずれにせよ，トルバプタンに五苓散などの利水剤を併用すると利尿作用が増強されることはしばしば経験しますので，トルバプタンと漢方利水剤は相性がよいと思います．トルバプタンの投与が必要な患者さんに対しては，是非積極的に五苓散（利水剤）を併用してみて下さい．

　漢方薬を使えるようになるコツとして，その薬が効きそうな人をイメージしておくことが大切だと思いますが，五苓散が効きそうな人の代表的なイメージは"二日酔い"です．飲み過ぎた翌朝…顔や手足がむくみ，頭痛がして，ムカムカと吐き気がする…そんな状況のときには五苓散です．私は付き合い程度にしか酒を飲みませんが，たまに飲み過ぎたときには寝る前に五苓散を飲みます．どれだけフラフラになっていても，五苓散を飲んでから寝ると，翌朝がとても楽なのです．朝から外来でもOK．…脱線しました．なので，二日酔いに限らず，患者さんが『顔や手足がむくむ』，『頭痛がする』，『ムカムカと吐き気がする』と言えば，五苓散を試してみようかな…と思っていただいたらよいのです．

　加えて，雨が降る前や，気圧低下に伴って頭が重くなる，体調が悪くなる…という人には五苓散が効く場合が多いので，覚えておくと便利です．日本は水の豊富な国ですから，日本人の基本的な体質として，『水余り＝水滞（水毒<ruby>すいどく</ruby>）』の人が多くなっています．しかも，夏は熱中症予防，冬は脳梗塞予防ということで，各メディアを通じて水分摂取のキャンペーンが行われますから，1年通して水余り傾向であることは間違いないでしょう．…夏には外出を控えてクーラーの効いた部屋でじーっとしているのに，熱中症予防キャンペーンにのって水分を沢山摂った結果，脚がむくんで循環器外来に受診されるご高齢の方…多くないですか？　そういう患者さんに薬を出すとしたら，もちろん五苓散でOKです．

　また，五苓散を後述する牛車腎気丸<ruby>ごしゃじんきがん</ruby>や木防已湯<ruby>もくぼういとう</ruby>と併用することによって，それぞれの利水効果を高めることもできますので，単独投与で効果が不十分な場合は併用を考慮してもよいでしょう．

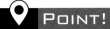

◉利水剤の併用②：高齢者で下腿浮腫があれば，まず牛車腎気丸を

処方例

107 牛車腎気丸エキス顆粒2～3包 (5.0～7.5g) /日

〈効能・効果〉むくみ，排尿困難，頻尿，下肢痛，腰痛，しびれ，かゆみ，老人の
かすみ目

〈注意すべき生薬（1日量）〉地黄 5.0g（→消化器症状），附子 1.0g

解 説

　牛車腎気丸は，1253年頃に中国で書かれた済生方という医学書に紹介されている
薬で，『腎虚腰重く，脚腫れ，小便不利を治す』と説明されています．腎虚は年齢的
な衰え，小便不利は尿が少ないことを表す言葉ですから，言い換えれば『年齢的な衰
えがあり，腰が重く，脚がむくんで，尿が少ない患者を治す』ための薬だということ
になります．また，薛氏医案という書物には，『脾腎虚し，腰重く脚腫れ，湿飲留積
して，小便利せず，或は肚腹腫脹し，四肢浮腫し，気喘の痰甚だしく，或は已に水症
と成ると治す．その効，神の如し』と書かれています．文章の前半は済生方の記載と
ほぼ同じですが，後半部分は，（腹水が溜まって）お腹が腫脹し，四肢に浮腫があり，
喘息様で痰が多く，溢水状態となっている患者を治す…と書かれており，まさに心不
全症状に対して使われていた薬であることがわかります．しかも，その効果は神の如
し…と．

　方剤的にみてみると，補腎剤（老化に伴う衰えを補う薬）に分類される八味地黄丸
に牛膝と車前子という利水作用のある生薬を加えたものが牛車腎気丸です．吉益東洞
は，著書・薬徴の中で八味地黄丸について，『小便を利するを以つて，その功をなす』
と記しており，牛車腎気丸の元となっている八味地黄丸自体が『利尿作用で効果を発
揮する薬である』と解説しています．実は，八味地黄丸には桂皮・茯苓・沢瀉が含ま
れていますが，それらは五苓散との共通生薬なのです（図8）．『利尿作用で効果を発
揮する』というのもわかりますよね．したがって，牛車腎気丸は，八味地黄丸が元々
持っている利水作用の強化版と考えていただくとよいでしょう．

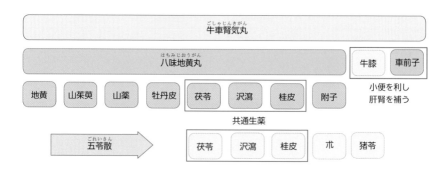

図8：牛車腎気丸・八味地黄丸・五苓散の構成生薬比較

…こう書き進めていくと，牛車腎気丸を浮腫や心不全に使うのは普通のこと…と思われるかもしれませんが，世間的には「腎虚（による腰痛・夜間頻尿）の薬」あるいは「しびれの薬」というイメージを持たれていることが多く，浮腫・心不全に対する薬とはあまり認識されていないようです．

さて，今後増加が予想されている高齢のHFpEF症例に対する薬物治療の選択肢の一つとして，牛車腎気丸は重要な処方になると私は考えています．地黄が含まれていますので，胃もたれや下痢といった消化器症状が副作用として出現する場合があるので，その点には注意が必要です．もし，消化器症状のため服用継続が困難になった場合には，食前服用を食後に切り替えるという方法もありますが，代替薬として五苓散か真武湯への変更を検討して下さい．牛車腎気丸，五苓散，真武湯のいずれも甘草を含んでいませんので，『体液貯留傾向 → 心不全悪化』を心配する必要はありません．

症例1 　牛車腎気丸が有効であったHFpEFの一例

患者：84歳，男性

主訴：下腿浮腫

診断：心不全（HFpEF）

現病歴：他院にてパーキンソン病，前立腺肥大症治療中（ロスゴチン貼付剤，レボドパ・カルビドパ水和物錠，ソリフェナシン，ナフトピジル）．下腿浮腫のため歩行困難となり，当科へ受診．入院での精査・加療を希望された．

既往歴：72歳 細菌性脊椎炎

身体所見：血圧117/59 mmHg，脈拍63/分（整），心肺聴診にて有意な雑音聴取せず，体

重 59.6 kg，両側下腿に著明な浮腫あり（下腿周囲径：ふくらはぎ：左 40.0 cm，右 35.5 cm，足首：左 24.5 cm，右 24.0 cm）

血液検査：WBC 4,090/μL，Hb 12.0 g/dL，D-dimer 0.9 μg/mL，TP 6.7 g/dL，Alb 4.0 g/dL，AST 26 U/L，ALT 11 U/L，LDH 273 U/L，CK 273 U/L，BUN 19.8 mg/dL，Cr 0.81 mg/dL，UA 6.1 mg/dL，K 4.0 mEq/L，CRP 0.05 mg/dL，TSH 2.72 μIU/mL，fT4 1.41 ng/dL，BNP 199.0 pg/mL，ビタミン B$_1$ 28 ng/mL

下肢静脈エコー：静脈血栓認めず

心臓超音波検査：LAD 43 mm，LVDd 41 mm，Ds 24 mm，LVEF 73%，左室局所壁運動異常認めず，E/A：1.20，E/e'：16.2，AR：mild，MR：mild，TR：mild（TRPG 38 mmHg），IVS 10 mm，PW 10 mm，IVC 16 mm（呼吸性変動あり）

治療経過：検査結果より HFpEF（＋パーキンソン病のため座位でいる時間が長いこと）による下腿浮腫と診断．利尿薬を開始する前に漢方利水剤の服用を提案したところ，本人・ご家族も漢方薬服用を希望された．入院当日より，牛車腎気丸エキス顆粒3包（7.5 g）/日を開始．服用早期から利尿反応があり，翌日には体重が 1 kg 減少．ふくらはぎの周囲径も左 4.0 cm，右 3.5 cm 細くなった．以後どんどん浮腫軽減し，10 日間の入院で最終的に体重は 59.6 kg → 56.6 kg（-3.0 kg）に減少し，下腿周囲径もふくらはぎ：左 40.0 → 33.0 cm（-7.0 cm），右 35.5 → 31.0 cm（-4.5 cm），足首：左 24.5 → 23.0 cm（-1.5 cm），右 24.0 → 21.0 cm（-3.0 cm）に，BNP は 114.0 pg/mL に改善した．『元々パーキンソンで歩きにくかったところにむくんで大変だった．おかげで歩きやすくなった．寝たきりにならなくてすんだ！』と大変喜ばれた．牛車腎気丸は外来でも継続服用されているが，その後全く浮腫の悪化を認めていない．

　症例1は，初診の日にそのまま入院していただき，牛車腎気丸のみ服用してもらいました．記述のとおり，入院翌日には 1 kg 体重が減少しており，その効果に私自身大変驚きました．また，入院中は厳密な減塩食が提供されるなど＋αのサポートがありますが，退院後のフォローでも下腿浮腫の悪化を認めておらず，牛車腎気丸が著効した症例と考えて良さそうです．

症例 2 　牛車腎気丸が有効であった HFpEF の一例

患者：93 歳，女性

主訴：下腿浮腫

診断：心不全（HFpEF）

現病歴：他院にて高血圧症，糖尿病，脂質異常症，脳梗塞後遺症などの治療中（アムロジピン，アジルサルタン，リナグリプチン，バイアスピリン®）．著明な両側下腿浮腫に対してフロセミド 40 mg を処方されたが効果がないため当科へ受診．

既往歴：結核

身体所見：血圧 184/79 mmHg，脈拍 81/分（整），胸骨右縁第 2 肋間に収縮期雑音（Levine 2/6），体重 64 kg，両側下腿に著明な浮腫あり（下腿周囲径：ふくらはぎ：左 37.0 cm，右 39.0 cm，足首：左 28.0 cm，右 26.5 cm）

血液検査：WBC 9,900/μL, Hb 12.1 g/dL, TP 7.2 g/dL, Alb 3.9 g/dL, AST 28 U/L, ALT 20 U/L, LDH 514 U/L, ChE 301 U/L, CK 84 U/L, BUN 20.2 mg/dL, Cr 0.85 mg/dL, UA 7.7 mg/dL, K 4.5 mEq/L, CRP 0.23 mg/dL, TSH 4.27 μIU/mL, fT4 1.24 ng/dL, BNP 192.5 pg/mL, ビタミン B_1 30 ng/mL

下肢静脈エコー：両側ヒラメ静脈に血栓を疑う低エコー所見あり

心臓超音波検査：LAD 41 mm, LVDd 43 mm, Ds 37 mm, LVEF 79%，左室局所壁運動異常認めず，E/A：1.10，E/e′：19.7，AS：mild（peak PG 38 mmHg），MR：mild，TR：moderate（TRPG 36 mmHg），IVS 10 mm, PW 10 mm, IVC 16 mm

治療経過：HFpEF に年齢的な複合要素が加わったことによる下腿浮腫と診断．すでに前医処方のフロセミド服用により BUN，UA の軽度上昇を認めていたため，ループ利尿薬の追加は副作用を伴うと考え，牛車腎気丸エキス顆粒 2 包（5.0 g）/日を併用してもらうこととした．17 日後に再診．同伴されていた娘さんから，『先生からはフロセミドと牛車腎気丸を併用するように指示されたのですが，フロセミドはそれまでに全く効いてなかったので，牛車腎気丸だけ服用させていました．そうしたら，尿量はフロセミドのときと変わらないのにドンドンむくみが減っていって，驚きました．凄い効果ですね！』との言葉．体重は 64 → 61.2 kg に減少（-2.8 kg）．下腿周囲径もふくらはぎ：左 37.0 → 33.5 cm（-3.5 cm），右 39.0 → 33.5 cm（-5.5 cm），足首：左 28.0 → 24.0 cm（-4.0 cm），右 26.5 → 24.0 cm（-1.5 cm）に改善した．娘さん曰く『もうフロセミドは飲ませません』とのことで，牛車腎気丸 2 包/日のみ継続とした．

症例2は，フロセミドと牛車腎気丸の併用を指示したのですが，ご家族の判断でフロセミドは中止されてしまった症例です．家庭での尿量測定であり厳密なものではありませんが，ほぼ尿量は変わらなかったとのことでした．しかし，浮腫は日に日に軽減していったので，娘さんは驚かれたようです．実際には，2.8kg体重が減っているので，尿量も増加していたのではないかと思いますが，漢方利水剤には『体全体の水分を調整する』のみならず，『体内の水分バランスを調整する』ような作用があります（こういったところが漢方の面白いところですね）．部分的に水余り状態（漢方でいうところの水滞）になっている場所（今回の場合は下肢）の水分を優先的に減らしていくようなイメージですね．利水剤の種類によって作用しやすい水余り部位があり，五苓散は全身に効きますが特に上半身（脳浮腫など），真武湯はお腹（腸管というべきでしょうか…症状としては下痢），そして牛車腎気丸は下半身（下腿浮腫，頻尿など）に効果があると考えていただくとよいでしょう．ただし，五苓散はオールラウンダーですので，迷ったら五苓散という選択もありだと思います．

　五苓散と牛車腎気丸の使い分けの方法についてご質問いただくことが多いのですが，牛車腎気丸の効果が高い患者さんの特徴は，『高齢』で『下腿浮腫があること』です．同じ心不全でも，下腿浮腫が顕著な症例のほうが牛車腎気丸の効果が高い印象をもっています．この2つの特徴が揃っていたら，五苓散の前に牛車腎気丸を試してみて下さい．

　ここでちょっと余談ですが，心不全に限らず下腿浮腫に対して漢方薬を処方するうえで大事なことをお伝えします．それは，漢方薬服用前後で必ず下腿の周囲径を測定することです．症例でもお示ししましたが，浮腫の訴えで受診された患者さんについては，診察の度に両側のふくらはぎと足首の周囲径を測っています（正確には…看護師さんに測ってもらっています）．患者さんは，自分が納得するくらい浮腫が改善しないと，なかなか『良くなった』と認めてくれません．そして，効果の実感がないと，薬を継続してくれないのです．それでなくても漢方薬は服用回数が多くて面倒な薬です．できるだけきちんと服用してもらうためには，効いていることを示す必要があります．きちんと継続服用できればもっと良くなるのに…という残念なケースも実は多くあり，服用アドヒアランスの向上はとても重要です．下腿周囲径測定は，浮腫の改善度合いを数字で確認できますから，『前回よりも良くなっていますよ．効果が出ていますから，きちんと続けて下さいね．』と言いやすくなります．

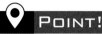

◉漢方薬の併用：起座呼吸の場合，心窩部の抵抗・圧痛が強い症例には
木防已湯を
もくぼういとう

処方例

36 木防已湯エキス顆粒 2～3包(5.0～7.5g)／日
もくぼういとう
〈効能・効果〉顔色がさえず，咳をともなう呼吸困難があり，心臓下部に緊張圧重感があるものの心臓，あるいは，腎臓にもとづく疾患，浮腫，心臓性喘息
〈注意すべき生薬（1日量）〉なし

解　説

　木防已湯は，医療用漢方エキス製剤の中で唯一『心臓性喘息』という効能を持つ薬
もくぼういとう
です．出典である金匱要略には，『膈間支飲，其人喘満，心下痞堅，面色黎黒，其脈
きんきようりゃく
沈緊…〈中略〉…木防已湯主之』とあり，現代医学風に解釈すると，『胸腔に胸水や
うっ血があり，心臓喘息様の呼吸困難を訴え，心窩部〜季肋部が堅くなり（肝うっ
血），顔色は浅黒くなっている，脈は沈緊…〈中略〉…そのような状態のときは木防已
湯がよい』となります．『面色黎黒』については，チアノーゼと考えられていますが，
うっ血肝に伴う黄疸の可能性もあるのかと想像します．また，幕末から明治期の名医・
浅田宗伯は，『膈間支飲ありて，欬逆倚息，短気臥することを得ずその形腫るるが如
あさだそうはく　　　　　　　　　　　　　　　　がいぎゃくきそく
き者を治す』と勿誤薬室方函口訣に記しています．咳をしていて起座呼吸の状態で，
ふつごやくしつほうかんくけつ
呼吸苦のため横になることができない，そして体がむくんでいる患者を治す薬だということです．
　方剤名にもなっている木防已と石膏には利水作用があり，分類としては利水剤と考
もくぼうい　せっこう
えられますが，薬理学的な基礎研究によって，木防已湯の心筋保護作用，抗不整脈作
用，血管緊張調整作用が示されています[7,8]．

（文献 9）より）

　心不全に対する西洋医学的治療は飛躍的に進歩しているが，西洋薬と機械的補助を用いても治療に難渋する症例はいまだに存在する．このような重症難治性心不全患者に対して推奨されている標準治療に加え漢方薬を用いることで病態の改善が得られるかは判然としていない．そこで当院にて過去 2 年間に木防已湯を用いた重症難治性心不全患者を後ろ向きに検討した．研究期間は 2013 年 4 月から 2015 年 4 月とし，この期間に木防已湯が投与された患者 12 人の自覚症状の変化，血清 BNP 濃度，左室駆出率などについて後ろ向きに検討した．投与前後で血清 BNP 濃度は 796.8 ± 830.8 pg/mL から 215.6 ± 85.5 pg/mL（P < 0.01）へ減少し，全例において自覚症状の改善を認めた．左室駆出率含め他のパラメーターに関しては有意差を認めなかった．西洋医学的対処が限界に達した患者において木防已湯の投与は有用である可能性が示唆された．

　この報告をされた江崎先生は，さらに木防已湯の効果を評価するための prospective randomized pilot study も行われました．

報　告　　Effects of Mokuboito, a Japanese Kampo medicine, on symptoms in patients hospitalized for acute decompensated heart failure – A prospective randomized pilot study

（文献 10）より）

対象および方法：心不全急性増悪で入院となった 40 例を標準治療単独群（S 群）と標準治療＋木防已湯群（M 群）に分け，10 日後またはそれまでに退院となった場合は退院前の症状を VAS スコアで評価した．

結果：M 群で有意に VAS スコアの減少を認めた（p＝0.001）．また，左室拡張末期径と総ビリルビン値は有意に M 群で減少した（p＝0.038，0.002）．

考察：木防已湯が臓器のうっ血と前負荷を軽減させた可能性が示唆された．

結論：木防已湯が心不全の急性増悪に関連した症状を改善させた．

　これまでにも木防已湯によって BNP や NYHA 分類の改善を認めたという報告はありましたが，循環器専門施設において漢方薬に関する前向き研究が行われ，かつ効果が確認されたということですから画期的なことです．

また，木防已湯によって改善を認めた大動脈弁逆流（AR）に伴う心不全症例において，木防已湯服用による血行動態に対する急性および慢性効果を評価したという興味深い論文もあります．

報　告	大動脈弁逆流による心不全症状緩和に木防已湯が有効であった一例：木防已湯の血行動態に対する急性および慢性効果

（文献 11）より）

症例：80 歳，男性

病歴：71 歳時 AR 指摘．2015 年慢性心不全急性増悪にて入院．集中治療管理によって低心拍出による多臓器不全からは脱したが，高齢，腎機能低下のため，大動脈弁置換は困難と判断された．β遮断薬，利尿薬による加療を行うも労作時呼吸困難を認めたため，木防已湯 7.5 g を投与したところ自覚症状の改善を認めた．

急性効果の検討：木防已湯服用前および服用 20 分後に心拍数，血圧，心エコー図法による一回拍出量（SV），心拍出量（CO），+dP/dt，推定右室収縮期圧（RVPs），推定末梢血管抵抗（PVR）を測定したところ，服用前後 13 回における比較検討にて SV と CO は有意に増加し（SV：107.3 ± 20.5 to 120.3 ± 15.3 mL，CO：8.42 ± 1.46 to 9.48 ± 1.51 L/min，$p < 0.05$ for each），PVR は有意に低下した（639.8 ± 117.8 to 548.3 ± 82.3 dynes·s/cm^5，$p < 0.05$）．

慢性効果の検討：自覚症状は NYHA クラスⅢからⅡs へ，血清 BNP 値は 1,406 から 627 pg/mL に改善した．

考察：本症例では，後負荷軽減による心拍出量増加が症状改善に寄与したと考えられた．

服用からわずか 20 分後で，末梢血管抵抗が低下し，心拍出量が増加するということは，循環器内科医としても漢方医としても驚きでした．印象としてはわかっていた効果を，このようにデータとして示してもらえるというのはありがたいことです．

これらの報告から，木防已湯の効果に関して次のことが推測されます．

急性反応としての効果は服用後 20 分で認められ，後負荷軽減，心拍出量増加を認める．前述の基礎研究の結果から，木防已湯が血管トーヌスを低下させた可能性が考えられる．また，慢性反応としては，利水作用が働くことによる前負荷軽減，肝うっ血改善を認め，結果として BNP 値が改善する．

これらの事実は，木防已湯が一剤で血管拡張作用と利尿作用（厳密には利水作用）を併せ持つ薬であることを表しており，とても示唆に富む内容といえるでしょう．

木防已湯を用いるべき症例の特徴的所見として，先程の条文にも記載されていた心下痞堅と沈緊脈があります．心下痞堅は，心窩部の広い範囲に触診上抵抗・圧痛を認めるもので，肝うっ血に関連した所見と考えられます．一方，沈緊の脈は，脈診（東洋医学的に橈骨動脈の脈状を診る診察）によって得られる所見です．橈骨動脈上の皮膚に軽く指を当てただけでも触知できる脈が浮脈，逆に，強く指先を押さえ込むことで触知できる脈が沈脈となります．緊脈は，緊張の強い脈のことを指しますので，沈緊の脈といえば『強く指先を押したときに触れる脈で，弱々しい脈ではなく，しっかりした脈』ということになります．…わかりますか？ これらの所見があればより高い効果が期待されます．

 POINT!

◉漢方薬の併用：牛車腎気丸が合わない場合，新陳代謝の低下／冷えのある症例，腸管浮腫にともなう腹部症状が疑われる症例には真武湯を

処方例

30 真武湯エキス顆粒 2～3包(5.0～7.5g)／日
〈効能・効果〉心臓弁膜症，心不全で心悸亢進，ネフローゼ，高血圧症，慢性腸炎，消化不良　など
〈注意すべき生薬（1日量）〉なし

解　説

　真武湯は，五苓散，牛車腎気丸と同じく"利水作用のある生薬が含まれているが甘草を含まない"という特徴を持っています．『心臓弁膜症，心不全で心悸亢進』という効能もあり，基本的に循環器領域で使いやすい薬です．イメージとしては，『新陳代謝が低下して水分が体内に滞留した』ことによる尿量減少，めまい，下痢，心悸亢進などに対して用いる薬．…心不全患者の中でも，生気に乏しい感じがあり，手足が冷える，四肢・体がだるいといった症状を伴う場合に用いるとよいでしょう．

　また，牛車腎気丸を用いたが胃もたれや下痢などの副作用が出て飲めなかった…という人の代替薬として真武湯を用いるという方法もあります．元々，"食べ過ぎると

すぐに胃もたれする"というような胃腸の弱い人が地黄を含む薬を飲むと消化器症状が出やすいため，牛車腎気丸を飲むことができない人が一定の割合でいます．真武湯と牛車腎気丸はともに『冷えと浮腫』があるとき良い薬ですが，真武湯には地黄が入っていませんので，胃腸虚弱の人にも飲んでいただくことができるのです．

さらに真武湯は利水作用をもつ薬であると同時に，腸を温める薬でもあります．漢方的には，『腸を温めること＝腸管からの水分吸収を高めること』であり，その結果下痢を止める…と考えます．これは，心不全患者さんに生じる腸管浮腫にも応用できる考え方ですので，腸管浮腫に関連する腹部膨満感などの症状に対しても効果が期待されます．

Point!

◉感染症による心不全悪化予防には補中益気湯（ほちゅうえっきとう）

処方例

41 補中益気湯（ほちゅうえっきとう）エキス顆粒 1〜3包（2.5〜7.5g）/日
〈効能・効果〉感冒，病後の体力増強，食欲不振，夏やせ，胃下垂，多汗症　ほか
〈注意すべき生薬（1日量）〉甘草 1.5g（→偽アルドステロン症）

解 説

低心機能の患者さんが，気管支炎やインフルエンザなどの気道感染症を契機に重症心不全を発症するということは珍しくありません．急性・慢性心不全診療ガイドライン（2017年改訂版）[1] にも，心不全の増悪因子として『感染症（肺炎，感染性心内膜炎，敗血症など）』が明記されており，疾患管理（感染予防とワクチン接種）の項でも『感染症，とくに呼吸器系感染症は心不全増悪のリスクになることを教育する．インフルエンザワクチン接種は冬季の死亡率低下に寄与することが示されており，病因によらずインフルエンザおよび肺炎球菌に対するワクチン接種を受けることが望ましい』と記載されています．

感染予防が心不全発症・増悪の予防につながるとすれば，考えるべきことは『どうすれば感染症を予防できるのか？』ということです．ワクチンで予防できるのは，肺

炎球菌による細菌性肺炎とインフルエンザしかありません．普通の風邪をこじらせて気管支炎や肺炎に至る…ということについての予防法は，ガイドラインにも記載されていません．規則正しい生活，バランスのよい食事，人混みを避ける，外出後のうがい，手洗い…といったありきたりな指導だけではなく，低心機能の患者さんに対しては，より積極的な提案をしたいものです．

　そこで推奨したいのが補中益気湯です．補気剤…すなわち『(元) 気を補う薬』の代表といってもよい処方で，滋養効果が高く，風邪の予防に用いたい薬です．効能に『感冒』もありますから，保険診療的にも全く問題ありません．貝原益軒は，著書『養生訓』の中で『元気が強ければ外邪に侵されることもない』と述べています．外邪とは，風邪などの原因となる暑さ，寒さ，風，湿気などのことですが，気が充実していればそれらに負けないということです．

　処方例に，『補中益気湯エキス顆粒 1〜3 包 (2.5〜7.5g) /日』と書きましたが，これにはもちろん理由があります．補中益気湯エキス顆粒には 1 包あたり 0.5g の甘草が入っています．つまり 1 日 3 包の標準量を服用しても甘草は 1.5g しか含まれていないのですが，甘草の主成分グリチルリチン酸に対する感受性には個人差があります．1.5g の甘草であっても偽アルドステロン症を発症される人がいますので，低心機能の患者さんや慢性心不全の方には，少量から開始していただきたいのです．1 日 1 包から開始して，認容できることが確認できたら 2 包へ…といった具合に少しずつ増やしていってもらえると安全です (詳しくは，拙著『循環器医が知っておくべき漢方薬』[12) の p46〜47 をご参照下さい)．偽アルドステロン症も重症例になると，それだけで心不全を起こしますのでご注意願います．

　ちなみに，嚥下機能の低下による誤嚥性肺炎の予防には半夏厚朴湯が有効とされています．ご参考までに．

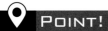
◉利尿薬，降圧薬服用中の心不全患者に起こるこむら返り：

➡ まずは芍薬甘草湯 1 包の頓服から

➡ 頻回であれば就寝前の芍薬甘草湯 1 包

➡ 効果不十分の場合，当帰芍薬散 1 包またはブシ末 0.5 g を追加する

処方例

68 芍薬甘草湯エキス顆粒 1 包(2.5 g)/就寝前　または　頓服
〈効能・効果〉急激におこる筋肉の痙攣を伴う疼痛，筋肉・関節痛，胃痛，腹痛
〈注意すべき生薬〉甘草 2.0 g / 1 包(→偽アルドステロン症)

効果不十分の場合
23 当帰芍薬散エキス顆粒 1 包(2.5 g) 併用/就寝前　を追加
〈効能・効果〉貧血，更年期障害，月経不順，月経困難，動悸，心臓弁膜症　など
〈注意すべき生薬〉当帰 1.0 g / 1 包(→消化器症状)

解　説

　こむら返りは，主にふくらはぎに起こる有痛性筋痙攣を表す言葉です．英語では一般に cramp あるいは muscle cramp，俗語では Charley horse という言い方もあるみたいです．夜間に起こることが多いため睡眠障害を引き起こし，QOL 低下の原因となります．筋肉疲労などによって健康な人にも起こりますが，電解質異常（腎不全など），末梢神経障害（脊柱管狭窄症，糖尿病など），神経筋疾患（ミオパチーなど），肝硬変といった基礎疾患に伴って起こるこむら返りもあります．また，意外と知られていませんが，利尿薬，降圧薬，脂質異常症治療薬（スタチン）による"薬剤性こむら返り"というべきものもあり，そのような薬の服用機会が多い心疾患患者ではこむら返りを発症する確率も高くなります[13]．

　こむら返りの治療として，欧米ではキニーネ（日本では適応外），カルニチン，メコバラミンなどが用いられるようですが，日本で第一選択薬として用いられているのは，ご存知『芍薬甘草湯』です．幕末から明治に活躍した浅田宗伯は，勿誤薬室

方函口訣に『此方は脚攣急を治するが主』と記していますが，まさに"こむら返りの特効薬"です．こむら返りの発症を予防する効果のみならず，起きているこむら返りを止める作用がありますから，夜寝る前に予防として服用するもよし，枕元に置いておいて発症したときに頓服してもよしという，非常に優れた薬です．

しかし，芍薬甘草湯には1包あたり2.0 gの甘草が入っているという問題もあります．ざっくりとした目安ですが，1日量で2.5 g以上の甘草を含む薬は偽アルドステロン症に注意が必要であると考えられています．もし芍薬甘草湯を2包飲むと甘草含有量は4.0 g．それだけで2.5 gをゆうに超えてしまいます．甘草による偽アルドステロン症については改めて後述しますが，心不全患者に対する芍薬甘草湯は，体液貯留に伴う心不全悪化，低カリウム血症による致死性不整脈出現などの原因となる可能性があるため注意が必要です．したがって，可能な限り発作時の頓服に留め，発作が頻回である場合にのみ就寝前1包服用にすることが望まれます．

もし，就寝前1包の芍薬甘草湯でこむら返りの予防ができない場合は，当帰芍薬散1包を追加します．当帰芍薬散は，利水作用を持つ茯苓・朮・沢瀉と補血作用のある芍薬・当帰・川芎でできており，甘草を含みません．芍薬甘草湯と当帰芍薬散を併用すると，甘草を増量せず，芍薬のみを増量することができるのです．芍薬は，鎮痙・鎮痛作用のある生薬ですので，甘草の副作用リスクを高めることなく，鎮痙・鎮痛作用を引き上げることになる訳ですね．もう一つの選択肢として，芍薬甘草湯に調剤用のブシ末0.5 gを併用（添加）するというやや専門的な方法があります．これは，傷寒論にも記載されている芍薬甘草附子湯という薬を作ってしまおう…という考え方です．体を温める作用のある附子を追加することで，寒い日に起こりやすいこむら返りや，本人が冷えを感じている場合に効果が高くなります．エキス製剤の芍薬甘草附子湯もありますので，薬局に採用があれば初めからそちらを処方してもOKです．

…最後にちょっと脱線します．確実にこむら返りを止める方法，ご存知でしょうか？実に簡単な方法です．"立ち上がる"…それだけです．眠い目を擦りながら起き上がるのは辛いですが，この方法が一番簡単で確実です．一度お試し下さい．

◉利尿薬，降圧薬服用中の心不全患者に起こるこむら返り：芍薬甘草湯で心不全
が悪化した場合

➡ 甘草を含まない処方で治療する：牛車腎気丸＋当帰芍薬散

処方例

107 牛車腎気丸エキス顆粒 2〜3包(5.0〜7.5g)/日
〈効能・効果〉むくみ，排尿困難，頻尿，下肢痛，腰痛，しびれ，かゆみ，老人の
かすみ目
〈注意すべき生薬（1日量）〉地黄 5.0g(→消化器症状)，附子 1.0g
23 当帰芍薬散エキス顆粒 2〜3包(5.0〜7.5g)/日　併用
〈効能・効果〉貧血，更年期障害，月経不順，月経困難，動悸，心臓弁膜症　など
〈注意すべき生薬（1日量）〉当帰 3.0g(→消化器症状)

解　説

　続いて，芍薬甘草湯でこむら返りはコントロールできたが，どうも浮腫が悪化して
いる，あるいは血圧が上がってきた…という場合の対処法について説明していきま
しょう．前述の通り，心不全患者は利尿薬や降圧薬を服用することが多いため，薬剤
性のこむら返りを起こす確率も高くなっています．高齢の方であれば，そもそも夜間
頻尿のため良質な睡眠の確保が難しくなっています．そのうえに，こむら返りまで起
こるというのはとても辛いことでしょう．…こういったガイドラインに載らないよう
な，マイナーながら患者本人にとっては切実な問題こそ漢方が対応すべきところです．
　偽アルドステロン症と診断するところまで至らなくても，芍薬甘草湯を処方してか
ら BNP が少し上がった，浮腫が悪化した，血圧が上がった…というのは，よくある
ことです．そもそも，偽アルドステロン症の代表的な症状・所見である，浮腫，血圧
上昇，低カリウム血症（に伴う脱力）のすべてが揃うことのほうが珍しく，体液貯留
だけということもままあります．なので，芍薬甘草湯を処方してこむら返りに対して
は上手くいったようでも，他に理由の見当たらない BNP 上昇や浮腫傾向悪化があれ
ば，芍薬甘草湯は中止して下さい．すると，多くの患者さんが『でもこむら返りが起

こるのは困る』と言われますので，甘草を含まない漢方処方での治療に切り替えます．

そこで提案する処方は，牛車腎気丸と当帰芍薬散の併用です．どちらもすでに登場している薬ですが，既出の処方で治療することには理由があります．耳慣れない漢方薬をたくさん紹介するよりも，少ない種類の漢方薬を覚えていただくほうが漢方薬を使っていただきやすいだろう…ということなのです．

さて，牛車腎気丸と当帰芍薬散の共通項は，①甘草を含まない，②利水作用を持つ生薬を含んでいる，③体を温める作用がある，④著しく胃腸の弱い人には使いにくい…ということです．①＋②によって，心不全の患者さんにも服用していただきやすくなっています．実際，こむら返りと関係なくてもこの処方の追加によって改善する下腿浮腫・心不全は多くあります．③は特別な意義はないようにみえるかもしれませんが，冷えによって起こる・悪化するこむら返りには大切なポイントです．④については，服用量を減らすか，食後服用にするということでまずは対応します．

牛車腎気丸は，p21 の『POINT！●利水剤の併用②：高齢者で下腿浮腫があれば，まず牛車腎気丸を』で述べましたように，高齢者の浮腫・心不全治療に用いる薬です．こむら返りに対する効果についての報告もあり [14, 15]，牛車腎気丸単独でこむら返りが抑制される場合もあります．

当帰芍薬散は，吉益東洞の息子吉益南涯の治療録『続建殊録』に"23歳女性のこむら返りを治療するのに用いた"という記録が残っている薬です．南涯は父東洞の『万病一毒説』を『気血水』理論で補完したことで知られていますが，血と水を調整する働きのある当帰芍薬散の使い方に長けており，それまで一般的な使い方であった『女性の腹痛』だけでなく，さまざまな治療に活用していたそうです．東洋医学的にこむら返りの原因を考えてみると，血虚，水滞（水毒），冷えなどが考えられます [16]．血虚は血が不足している状態を意味する言葉ですが，当帰芍薬散はその3つすべてをカバーする薬であり，心不全患者のこむら返りにおいては一度考慮したい薬です．

それでは，症例を提示しましょう．

症　例	こむら返りを合併した心不全に対して牛車腎気丸と当帰芍薬散の併用が有効であった2症例

（第70回日本東洋医学会学術総会にて発表：2019年6月）

症例1：83歳，女性

現病歴：高血圧症，甲状腺機能低下症，こむら返りにて他院通院中．X年3月下旬より下腿浮腫が出現し，徐々に悪化．靴も履けなくなったため7月3日当院受診．

内服薬：アゾセミド60mg，テルミサルタン80mg，アムロジピン10mg，ビソプロロール5mg，レボチロキシン50μg，芍薬甘草湯エキス顆粒2.5g

身体所見：血圧148/86mmHg，脈拍68/分：整，両側下腿に著明な浮腫あり

東洋医学的所見：脈診：沈弱，舌診：湿潤しやや蒼白，薄い白苔あり，舌下静脈怒張あり，腹診：腹力3/5，臍傍圧痛あり，小腹不仁あり，問診：小便不利，頻回のこむら返り，腰痛，下肢の冷えあり

血液検査：Hb 11.4g/dL, TP 7.0g/dL, Alb 4.4g/dL, AST 26U/L, ALT 16U/L, LDH 300U/L, BUN 12.7mg/dL, Cr 0.72mg/dL, UA 6.5mg/dL, K 3.8mEq/L, TSH 3.23μIU/mL, fT4 1.65ng/dL, BNP 427pg/mL

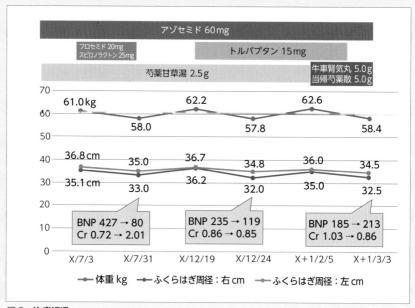

図9：治療経過

36

心臓超音波検査：LVEF 72%，左室局所壁運動異常なし，E/A 1.09，E/e′ 18，TR：moderate（PG 39mmHg），IVS 10mm，PWD 10mm，IVC 17mm

経過：（図 9 参照）HFpEF に伴う下腿浮腫と判断し，まず前医処方にフロセミド 20mg，スピロノラクトン 25mg を追加した．浮腫軽減し，BNP も改善したが，Cr が上昇したため同薬を中止．その後，再び浮腫が悪化したため，トルバプタン 15mg/日を服用開始．Cr 悪化なく心不全改善したが，退院後，徐々に浮腫悪化した．こむら返りに対して前医より継続処方となっていた芍薬甘草湯が症状悪化に関与している可能性を考え，中止を提案．しかし，『こむら返りが起こるのは困る！』と言われたため，代替薬として牛車腎気丸エキス顆粒 2 包（5.0g），当帰芍薬散エキス顆粒 2 包（5.0g）/朝夕食前を処方した．その後，尿量増加を認め，本人曰く『漢方薬を飲み始めてから急におしっこがジャージャー出始めて止まらなくなった．このままでは脱水で死んでしまうと思って，トルバプタンの方をやめました』とのこと．こむら返りの悪化，Cr 値上昇もなく体重減少・浮腫改善を認めた．

症例 2：89 歳，男性

現病歴：僧帽弁閉鎖不全による慢性心不全，発作性心房細動，甲状腺機能低下症，慢性腎臓病，こむら返りなどの診断で他医通院中であった．浮腫悪化し，起座呼吸の状態となったため，昼食後のアゾセミド 30mg を追加処方されたが改善がみられず，X 年 9 月当科へ紹介となった．

内服薬：スピロノラクトン 25mg，エナラプリル 5mg，カルベジロール 2.5mg，アゾセミド 75mg（朝 45 - 昼 30），レボチロキシン 25 μg，芍薬甘草湯エキス顆粒 2.5g

身体所見：血圧 144/58mmHg，脈拍 75/分：整，体重 57.6kg，肺：湿性ラ音＋，両側下腿浮腫著明

東洋医学的所見：脈診：沈細，舌診：胖大，歯根あり，白舌苔あり，舌下静脈怒張あり，腹診：腹力 2/5，心下痞鞕あり，小腹不仁あり

血液検査：Hb 8.6g/dL，TP 6.0g/dL，Alb 3.6g/dL，AST 17U/L，ALT 10U/L，LDH 260U/L，BUN 11.7mg/dL，Cr 1.18mg/dL，UA 9.7mg/dL，K 3.4mEq/L，TSH 5.8 μIU/mL，fT4 1.26ng/dL，BNP 365pg/mL

心臓超音波検査：LVEF 63%，左室局所壁運動異常なし，E/A：1.37，AR：mild，MR：moderate，TR：moderate（TRPG 44mmHg），IVS 10mm，PWD 10mm，IVC 14mm

経過：（図 10 参照）入院加療を勧めたが年齢を理由に希望されず．アゾセミド増量後も改善なかったとのことで，心不全悪化の一因となりうる芍薬甘草湯を中止し牛車腎気丸エキス顆粒 2 包（5.0g），当帰芍薬散エキス顆粒 2 包（5.0g）/朝夕食前を処方．3 週

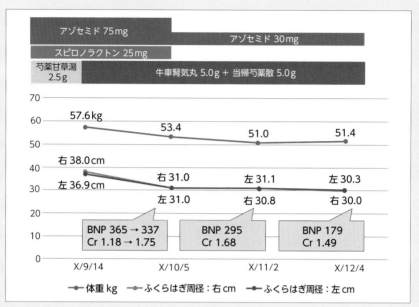

図10：治療経過

図9，10ともに服用開始後，尿量増加を認め，下腿浮腫改善．その後トルバプタンを中止したが浮腫増悪は認めず，こむら返りの悪化も生じなかった．

間後に再診されたところ，体重が4.2kg減少し下腿浮腫，起座呼吸も改善していた．ただしCr1.18→1.75に上昇していたため，アゾセミド75mg/日から30mgに減量し，スピロノラクトンを中止としたが，その後も心不全・こむら返りともに悪化なく経過した．

提示した2症例とも高齢の心不全患者で，薬剤性が疑われるこむら返りを併発していました．かかりつけ医から芍薬甘草湯が処方されていましたが，それを牛車腎気丸＋当帰芍薬散に変更しただけで，心不全とこむら返りの両方がコントロールでき，利尿薬の減量が可能となりました．しかも症例1についてはトルバプタンを中止することになりましたので，医療経済的効果もあったといえるでしょう．

最後に取って付けたような話になりますが，牛車腎気丸には夜間頻尿に対する効果もありますから，こむら返りの抑制と併せると，高齢心不全患者のQOL改善につながる可能性がありますね．

文 献

1) 日本循環器学会 / 日本心不全学会：急性・慢性心不全診療ガイドライン（2017年改訂版）
   http://www.j-circ.or.jp/guideline/pdf/JCS2017_tsutsui_h.pdf（2019年10月閲覧）
2) 原中瑠璃子ほか：利尿剤の作用機序（五苓散，猪苓湯，柴苓湯）第1報：成長，水分代謝，利尿効果，腎機能に及ぼす影響について．Proc Symp WAKAN-YAKU 14：105, 1981
3) 礒濱洋一郎：麻黄湯の利水作用とアクアポリン．ファルマシア 47：1117-1120, 2011
4) 田代眞一：漢方薬はなぜ効くか―現代薬理学からの解明―．Prog Med 14：1774-1791, 1994
5) 薄木成一郎ほか：僧帽弁置換術後の難治性胸水に対して五苓散追加が有効であった一症例．日東医誌 63：103-108, 2012
6) 玉野雅裕ほか：トルバプタンノンレスポンダー心不全患者における五苓散併用効果の臨床的検討．Prog Med 37：777-782, 2017
7) Nishida S et al：Vascular pharmacology of Mokuboito (Mu-Fang-Yi-Tang) and its constituents on the smooth muscle and the endothelium in rat aorta. eCAM 4：335-341, 2006
8) 西田清一郎ほか：漢方薬の循環器系への作用：基礎薬理と臨床応用．日薬理誌 132：280-289, 2008
9) 江崎裕敬ほか：重症難治性心不全患者における木防已湯の有用性．日東医誌 67：169-177, 2016
10) Ezaki H et al：Effects of Mokuboito, a Japanese Kampo medicine, on symptoms in patients hospitalized for acute decompensated heart failure ― A prospective randomized pilot study. J Cardiol 74：412-417, 2019
11) Miho E et al：Acute and chronic effects of mokuboito in a patient with heart failure due to severe aortic regurgitation. Fukushima J Med Sci 65：61-67, 2019
12) 北村 順：循環器医が知っておくべき漢方薬，文光堂，東京，46-47, 2013
13) 伊藤 隆：こむら返りに対する四物湯などの漢方薬の臨床効果（芍薬甘草湯以外）．漢方と最新治療 25：103-109, 2016
14) 元雄良治ほか：肝硬変に伴うこむら返りに対する牛車腎気丸の有用性．漢方医学 20：18-22, 1996
15) 石田和之：Sleep-Related Leg Cramp に対する牛車腎気丸の有効性：有効症例の東洋医学的特徴についての検討．日東医誌 65：100-107, 2014
16) 伊藤 隆ほか：こむら返りに対する四物湯エキスの有用性．日東医誌 66：244-249, 2015

心臓リハビリテーションによる包括的疾病・栄養・運動管理における漢方

◉漢方薬によって心リハの質を高めるべし

解 説

　日本心臓リハビリテーション学会ステートメント[1] によると，"心リハとは，心血管疾患患者の身体的・心理的・社会的・職業的状態を改善し，基礎にある動脈硬化や心不全の病態の進行を抑制あるいは軽減し，再発・再入院・死亡を減少させ，快適で活動的な生活を実現することをめざして，個々の患者の「医学的評価・運動処方に基づく運動療法・冠危険因子是正・患者教育およびカウンセリング・最適薬物治療」を多職種チームが協調して実践する長期にわたる多面的・包括的プログラム"と定義されています．心リハを行う目的も，心疾患の再発予防からフレイル予防，再入院予防へと変化してきています．そして，運動療法そのものよりも，多職種チームによる包括的な疾病管理という大きな枠組みで行われるプログラムという要素が強くなっています．

　高齢化に伴う疾病構造の変化によって，慢性心不全の治療目標も変化してきています（図1）[2]．心不全患者に占める高齢者の割合が高くなることによって，左室駆出率の保たれた心不全 heart failure with preserved ejection fraction（HFpEF），フレイル，多発疾患併存の症例が増加しているのです．標準治療薬の効果が乏しい HFpEF に，低栄養・身体活動低下により促進されたサルコペニア・フレイル，多発併存疾患が加わって心不全悪化→再入院をきたすケースが多くなっています．そのような場合，単に心疾患としての心不全を治療するだけでなく，心リハによる包括的な疾病管理と

40

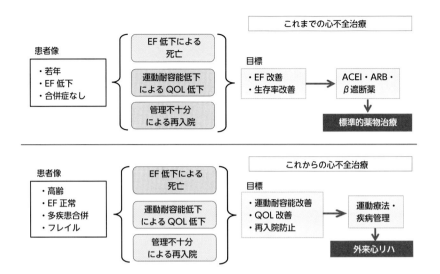

図1：慢性心不全の治療目標の変化
（文献2）より引用）

適切な栄養指導および運動療法の介入が必要となります．

　漢方薬は，包括的な疾病管理，栄養状態の改善の面において，きわめて有用なサポーターとなります．専門的な栄養管理に，消化吸収機能を高める漢方薬を併用すれば，より効果的に栄養状態改善を図ることができるでしょう．また，運動療法においても，サルコペニアに対する効果が示されている漢方薬を服用しつつ専門的なトレーニングを行えば，より効果の高いものになると思います．さらに，漢方薬によって心リハの質を高めるさまざまな提案ができます．抑うつ傾向に伴う意欲低下によって心リハへの参加自体が困難な場合や，心臓ポンプ機能の低下や薬剤（利尿薬，血圧降下薬など）による慢性的低血圧によって運動中にめまい，倦怠感などが出現する場合などは漢方で対応できそうです．この章では，そういった心リハにおける包括的疾病・栄養・運動管理に役立つ漢方薬の使い方を具体的に提案していきましょう．

POINT!

●フレイル治療：漢方薬による未病治療を応用する

解説

　フレイル（frailty）は"加齢とともに生理的予備能が低下し，ストレスに対する脆弱性が亢進してくる状態"，サルコペニア（sarcopenia）は"加齢や疾患に伴って筋肉量が減少する病態"を意味する言葉です[3]．いずれも年齢（または疾患）によって体が脆弱化している状況を表します．フレイルを合併した高齢心疾患患者は併存疾患を複数有していることも多く，急性感染症などのイベントも起こしやすいことから，心不全発症・悪化による入院のリスクが高く，要介護となる可能性も高くなります．フレイルの対策を行うことは，心不全による入院のリスクを軽減させること，さらには要介護となる時期を遅らせること，介護を必要とする高齢者を減少させることにつながるため，これからの医療においてきわめて重要といえるでしょう．

　実は漢方の世界では，フレイルという言葉が定義される前からフレイルに似た状況を"未病"と呼び，積極的に治療してきました．未病とは，『未だ病にならざる』状態を意味し，健康の範囲であるが病気に近い身体または心の状態…のことを指します．未病は『健康と病気の間』，フレイルは『健常者と要介護の間』の状態であり，完全に＝（イコール）の関係ではありませんが，治療の応用は可能な関係と考えられます（図2）．

　未病治療の基本的な考え方は，『中庸を目指す』です．太りすぎもダメ，痩せすぎもダメ…，便秘もダメで下痢もダメ…その中間あたりに体の調子を持っていきましょうということですね（図3）．

『中庸をめざす』＝『未病を治す』

太りすぎ	痩せすぎ
元気すぎ	すぐ疲れる
多尿	乏尿
便秘	下痢
むくみ	脱水
のぼせ	冷え
赤ら顔	顔色不良
メタボ	フレイル・サルコペニア

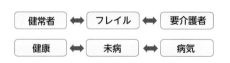

健常者	⟺	フレイル	⟺	要介護者
健康	⟺	未病	⟺	病気

図2：フレイルと未病

図3：未病治療の基本的な考え方

42

この考え方でいくと，メタボリック症候群のカウンターパートがフレイルに相当し，メタボもダメ，フレイル（・サルコペニア）もダメ…という関係になります．

具体的に治療はどうするかというと，体に過剰すぎるものは『瀉』する（体外に排出する），不足しているものは『補』する（補う）という方法をとります（図4）．瀉するのは体に過剰なものですが，補うのは体に不足しているものです．で

太りすぎ	痩せすぎ
元気すぎ	すぐ疲れる
多尿	乏尿
便秘	下痢
むくみ	脱水
のぼせ	冷え
赤ら顔	顔色不良
メタボ	フレイル・サルコペニア

 瀉
体に過剰なものを追い出す

 補
体に不足しているものを補う

図4：未病治療は瀉と補

は，フレイルの人が不足しているもの，それは，『気』です．

気は，ざっくりいうと“生命活動を行うため必要なエネルギー”と定義されるものです．エネルギーですから目には見えません．全身を循環していると考えられていますが，各臓腑（いわゆる五臓六腑）は独自の気を持っています．そして，気が不足したり（気虚），気の流れが停滞する状態（気滞または気鬱）になると，体の不調が起こります．貝原益軒は，養生訓の中で『養生の道は元気を養ふ事のみにて 元気をそこなふ事なかるべし』と述べています．気を無駄に減らさず，養うことこそが養生の道，元気で長生きする方法である…と説いたのですね．貝原益軒は，医学知識のない一般庶民に健康管理の方法を伝えるべく養生訓を書いたのですが，『気』という言葉では伝わりにくいと考えて『元気』と表現したのではないかと思います．気をわかりやすくイメージするには，『気＝元気』と考えてもよいかもしれません．

不足している気を補うことがフレイルの治療となる訳ですが，都合の良いことに漢方薬を用いると気を補うことができます．未病に対する治療をフレイル治療に応用するというのは，漢方薬で気虚を改善させる…ということなのです．

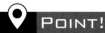

◉脾・肺・腎の気虚（エネルギー不足）にともなう症状からフレイルのタイプを
判断する

　さて，『各臓腑は独自の気をもっている』と書きましたが，五臓のうちで気の生成・
貯蔵に関わっているのは脾・肺・腎の３つです（残りは肝と心）（表１）[4]．脾と肺は
『後天の気』を体内に取り込み，腎は『先天の気』を貯蔵する働きを担っています．…
ここから少しだけ東洋医学っぽい話にお付き合い下さい．

　脾は，消化吸収作用を司る臓にあたります．現代医学的には胃腸に相当し，いわゆ
る脾臓とは無関係のものです．食物から後天の気である『水穀の気』と呼ばれる気を
取り入れる働きをもっています．脾の機能が低下する，あるいは脾のもつ気が減少す
ると，食欲低下，下痢しやすい，疲れやすくなるなどの症状が出てきます．

　肺は，現代医学的な肺と同様に呼吸機能を司る臓です．呼吸によって大気から『清
気』と呼ばれる気を取り入れます．肺の機能が失調する，あるいは肺の気が減少する
と，息切れする，風邪を引きやすくなる，風邪が長引くなどの症状が出現します．

　腎は，『先天の精気』と呼ばれる気を貯蔵していますが，尿を作る働きのみでなく，

表1：『気』の種類

気	臓	作用	気虚による症状	処方
先天の精気	腎	成長，発育，生殖，老化に関与 泌尿器系，内分泌系機能 耳・骨・歯の機能 呼吸機能の一部	足腰が重い，体がだるい 疲れやすい，夜間頻尿 聴力低下，耳鳴り，めまい など	八味地黄丸 牛車腎気丸
後天的な要因	水穀の気　脾	消化吸収機能 統血作用 臓器固有の位置を維持	疲れやすい，食欲がない 食後嗜眠，下痢しやすい 胃もたれ，下垂症状など	四君子湯 六君子湯 補中益気湯
	自然界の清気　肺	呼吸機能 皮膚の機能 宣発・粛降作用	風邪を引きやすい 風邪を引くと長引く 息切れ，呼吸しづらいなど	桂枝加黄耆湯 玉屏風散 （黄耆・白朮・防風）

（文献4）より一部改変して引用）

成長・発育・老化なども司るものと考えられています. 先天の精気は親から授かったものですから, 生まれついたときの量が最大量で, 年齢を重ねるごとに減っていきます. したがっ

■『脾』： 後天の気を生成する（消化機能）
➡ 消化吸収機能の衰え ： 脾虚　　[消化器フレイル]

■『肺』： 後天の気を生成する（呼吸機能）
➡ 呼吸機能の衰え ： 肺虚　　[呼吸器フレイル]

■『腎』： 先天の気を司る
➡ 加齢による『腎気』減少 ： 腎虚　　[腎骨格フレイル]

図5：東洋医学的に考えたフレイル

て, 腎の機能が失調する, あるいは老化とともに腎の気が減少すると, 足腰の痛み, 夜間頻尿, 尿もれ, 倦怠感, 下半身の冷え, 聴力低下などが出現してきます.

このように, 脾・肺・腎はそれぞれに独自の気を貯蔵あるいは生成しており, 失調状態になるとそれぞれの特徴的な症状が出現する訳ですが, 漢方ではそれぞれに対応する治療薬が存在しています. 例えば, 腎の失調状態（腎の気虚）であれば, 腎気を補う薬である八味地黄丸や牛車腎気丸を用いる…という具合です（表1）[4]. 簡単ですね.

この考え方をフレイル治療に応用すると…

脾虚型 = 消化器フレイル

肺虚型 = 呼吸器フレイル

腎虚型 = 腎骨格フレイル

と分類することができ, フレイルをタイプ別に効率よく治療することが可能となるのです（図5）. …ちなみに, このフレイルの分類に用いた呼称は, それぞれのタイプの特徴を理解しやすくしたいという意図で私が勝手に名付けたものであり, 一般的なものではありませんのでご注意下さい. 腎虚型のフレイルを『腎骨格フレイル』としたのは, 腎が泌尿器系だけでなく, 成長・老化にも関わっており, 腎虚の結果, 腰痛や筋力低下・サルコペニアなど筋骨格系の不調が生じることを想起してもらうことが目的です.

それぞれのフレイルは, 単独で起こるとは限りません. 消化器フレイル＋腎骨格フレイル…といった具合に, 異なるタイプのフレイルが併存していることも多くあります. その場合は, それぞれの治療薬の併用を考えるとよいでしょう. それでは, これからタイプ別のフレイル治療を提案していきます.

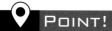

◉フレイルはタイプ別に考えて漢方薬を処方する：消化器フレイル
①消化器フレイルにはまず六君子湯

処方例

43 六君子湯エキス顆粒 2〜3包(5.0〜7.5g)/日
〈効能・効果〉食欲不振，消化不良，胃炎，胃アトニー，胃下垂，胃痛，嘔吐
〈注意すべき生薬（1日量）〉甘草 1.0g（→偽アルドステロン症）

解 説

　消化器フレイルは，前述の通り脾虚（厳密には脾の気虚），すなわち消化吸収機能の低下によって起こります．イメージとしては，加齢による食欲不振のため栄養状態が悪くなっている状態です．脾の気が減少すると，食欲低下，下痢しやすい，疲れやすい等の症状が出てきます．食欲が低下して食事量が減ると，さらに脾の気が減少し，一層食欲がなくなる…という悪循環に陥ってしまいます．食事を摂ることができなければ，タンパク質・カルシウムの摂取も減りますから，サルコペニア，骨粗鬆症も併発してしまうでしょう．高齢者における栄養不良の最大の原因は食欲不振といわれており[5]，食欲を増進させることはきわめて重要です．いろいろ言っても，“とにかく食べなきゃはじまらない”ので，食欲不振を解消し，消化吸収機能を高めることが，消化器フレイルの治療方針となります．

　消化器フレイルの治療に用いるのは，補気剤と呼ばれる漢方薬です．読んで字のごとく，不足している気を補う働きのある薬で，六君子湯，補中益気湯，十全大補湯，人参養栄湯などが補気剤にあたります．中でも，まず一番に知っておいていただきたいのが六君子湯です．

　六君子湯は，『機能性消化管疾患診療ガイドライン2014―機能性ディスペプシア（FD）』[6]において，『FDの治療薬として，漢方薬の一部は有効であり，使用することを提案する』と記載されています．胃内容物の排出促進効果があり，消化吸収機能を高めます．また，胃内分泌細胞等で産生される摂食促進ペプチド（グレリン ghrelin）の分泌促進，代謝抑制などの効果があり，グレリンの効果を補助する作用

を持っています[7]．グレリンは，摂食亢進や体重増加，消化管機能調節などエネルギー代謝調節に重要な役割を果たしているのですが，迷走神経を介して視床下部に作用し，食欲促進ペプチドである神経ペプチドY，アグーチ関連ペプチド系を活性化することにより，食欲を亢進させることがわかっています．

<table>
<tr><td>症　例</td><td>六君子湯が著効した一例</td></tr>
</table>

症例：86歳，男性

主訴：食欲不振

病歴：以前より高血圧症，心房細動のため内科通院中であったが，半年以上前から特に誘引なく食欲がなくなった．消化管内視鏡検査やCTなどの原因検索を行うが特に異常を認めず，経過観察となっていた．1週間前から全く食べることができなくなった…とのことで，入院加療希望で受診された．

方針：補液を行いつつ，胃腸機能を高めるために六君子湯を処方する．

処方：六君子湯エキス顆粒　3包(7.5g)/毎食前

経過：入院後3日間は全く食事が摂れなかったが，4日目から少しずつ食事が摂れるようになり，7日目以降，全量摂取可能となった．六君子湯服用継続で退院となったが，退院後の外来でも引き続き『出されたものは全部食べている』とのこと．入院前は，片手に杖，家族に支えられながら歩いていたが，退院後は脚がしっかりしたと言われ，杖が不要となった．患者さん曰く『不思議だね…六君子湯を飲むとお腹が空くんだよ』とのこと．

　この患者さんの言葉はとても象徴的なのですが，六君子湯の効果が出てくると，『お腹が空く』という感覚が回復するようです．また，気を補うことは『やる気』を補うことでもありますから，さぁ，食べるぞ…というやる気，意欲の改善にもつながっているように感じます．私は循環器疾患に限らずさまざまな疾患の入院患者さんを担当していますが，高齢で食事が進まない（消化器フレイルの）状態であれば，回復を早める目的で六君子湯を処方します．すると，看護記録に記載される食事量を確認するのが楽しみになります．『主食：2割，副食：3割』と書かれていたものが，『主食：8割，副食：8割』と増えていくのをみると，つい電子カルテのモニターに向かってニヤけてしまいます．

◉フレイルはタイプ別に考えて漢方薬を処方する：消化器フレイル
②六君子湯無効の場合，補中益気湯を

処方例

41 補中益気湯エキス顆粒 2～3包(5.0～7.5g)／日

〈効能・効果〉食欲不振，夏やせ，病後の体力増強，胃下垂，感冒，多汗症　ほか

〈注意すべき生薬(1日量)〉甘草 1.5g

解　説

　消化器フレイルに対して六君子湯を処方してみたが効果が今ひとつ…という場合，補中益気湯に変更してみましょう．補中益気湯は補気剤の代表薬といってもよい処方で，昔は医王湯と呼ばれていました．医薬の王様…ということですが，そのくらい滋養効果が高いとされていたのです．効能に『食欲不振』もありますから，保険診療的にも全く問題ありません．六君子湯と補中益気湯は兄弟のような処方で，生薬構成をみても6種類の生薬（朮*，人参，大棗，陳皮，甘草，生姜）が共通するものとなっています．それに加えて，六君子湯には半夏と茯苓，補中益気湯には当帰，柴胡，升麻，黄耆が入っています．もちろん，この違いが，それぞれの方剤の個性を出しているのですが，以下に記載する5種類の関連処方の生薬構成をご覧下さい．

- 六君子湯：朮，人参，大棗，陳皮，甘草，生姜，半夏，茯苓
- 補中益気湯：朮，人参，大棗，陳皮，甘草，生姜，当帰，柴胡，升麻，黄耆
- 人参湯：朮，人参，甘草，乾姜
- 二陳湯：陳皮，甘草，生姜，半夏，茯苓
- 小半夏加茯苓湯：生姜，半夏，茯苓

　生姜と乾姜は処理の方法が異なるだけで，元は同じ生姜です．すると，『六君子湯≒人参湯＋二陳湯（＋大棗）』ということがわかりますね．人参湯は"胃腸の冷えによる消化吸収機能低下"に，二陳湯は"胃腸の機能低下による消化管内の内容物（水分）

---

*朮には蒼朮と白朮があり，メーカーによって異なります．

停留"に用いる薬ですから，六君子湯は"胃腸を温めて消化吸収機能を改善させ，消化管内の内容物を先へ送る"ための薬だということも理解できます．胃腸が元気になって消化吸収機能が高まれば，水穀の気を効率よく取り入れることができるようになり，フレイルからの回復が促されるのです．

では，六君子湯には含まれず，補中益気湯に含まれている当帰<ruby>当帰<rt>とうき</rt></ruby>，<ruby>柴胡<rt>さいこ</rt></ruby>，<ruby>升麻<rt>しょうま</rt></ruby>，<ruby>黄耆<rt>おうぎ</rt></ruby>の働きをみてみましょう．

- 当帰：<ruby>血<rt>けつ</rt></ruby>を補う
- 柴胡＋升麻：沈下している気を持ち上げる
- 黄耆：人参とともに気を増加させ，食欲不振，発汗（寝汗など）を改善させる

消化吸収機能の改善に特化した六君子湯と違い，補中益気湯は"気を増やし，沈下した気を持ち上げ，少し血も補う"ということがわかります．わかりやすくいうと，元気がなくなって，衰弱した体を元気にする…というイメージでしょうか．フレイルの程度によっては，体の衰弱が著しいため六君子湯だけでは食欲も出ず，元気も出ないという人がいます．

症　例	**六君子湯無効で補中益気湯が有効であった一例**

症例：74歳，男性

主訴：食欲不振

診断：胃癌術後，高血圧症，脂質異常症

病歴：半年前，胃癌に対して噴門側胃部分切除術を受けた後から食欲がなくなっていた．手術を担当した外科から六君子湯が処方されていたが，術後半年経っても食欲が回復せず，体重が10kg以上減少したため，漢方薬の調整希望で当科へ受診．

方針：食欲とともに気力の低下もある様子であったため，胃腸機能を高めるだけでなく，気虚（気の不足）を改善させ，活力の底上げを行う必要があると判断した．

処方：補中益気湯エキス顆粒　3包（7.5g）/毎食前

経過：2週間後に再診．処方変更2日後から食事が摂れるようになり，元気が出てきたとのことであった．

●フレイルはタイプ別に考えて漢方薬を処方する：消化器フレイル
③六君子湯，補中益気湯に含まれる甘草による体液貯留が心配な場合，
りっくんしとう　　　ほちゅうえっきとう
茯苓飲合半夏厚朴湯
ぶくりょういんごうはんげこうぼくとう

処方例

116 茯苓飲合半夏厚朴湯エキス顆粒 2〜3包(5.0〜7.5g)/日
ぶくりょういんごうはんげこうぼくとう
〈効能・効果〉気分がふさいで，咽喉，食道部に異物感があり，時に動悸，めまい，嘔気，胸やけなどがあり，尿量の減少するものの次の諸症：不安神経症，神経性胃炎，つわり，溜飲，胃炎
〈注意すべき生薬(1日量)〉なし

解　説

　心機能に比較的余裕のある患者さんの消化器フレイルに対しては，六君子湯や補中益気湯の処方を考えればよいのですが，低心機能のため（明らかな偽アルドステロン症とまでいかなくても）体液貯留傾向になることは避けたい…という状況もあります．その場合には，甘草を含有しない茯苓飲合半夏厚朴湯の処方を考えます．
ぶくりょういんごうはんげこうぼくとう

　茯苓飲合半夏厚朴湯は，茯苓飲と半夏厚朴湯が入っている合剤（漢方用語では合方）です．茯苓飲は，いわゆる溜飲（不消化の飲食物が胃内に停滞した状態，その
ごうほう　　　　　　　　　　　　　　　　　　　　　　　　りゅういん
ための嘔気，胸やけ，呑酸，上腹部のつかえ・膨満感など）に対する治療薬として知られ，まさに"溜飲を下げる"ための薬です．一方，半夏厚朴湯は〈胸痛・虚血性心疾患〉の章でも後述しますが，ストレスによって生じた気の滞り（気滞・気鬱）を解消する
きたい　きうつ
理気剤の一種です．気の巡りを改善させることによって，茯苓飲による上部消化管機
りきざい
能の改善をサポートすると考えられます．

　単純なフレイルとしての食欲不振だけでなく，精神的ストレスによって食欲がなくなっている場合にも効果が期待される薬ですので，選択肢として知っておくとよいでしょう．

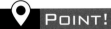

◉フレイルはタイプ別に考えて漢方薬を処方する：呼吸器フレイル
➡ まず人参養栄湯を
にんじんようえいとう

処方例

108 人参養栄湯エキス顆粒 2〜3包(6.0〜9.0g)/日
にんじんようえいとう
〈効能・効果〉食欲不振，疲労倦怠，ねあせ，手足の冷え，貧血，病後の体力低下
〈注意すべき生薬（1日量）〉甘草 1.0g(→偽アルドステロン症)，地黄 4.0g(→消化器症状)

解　説

　呼吸器フレイルは，前述の通り肺虚（厳密には肺の気虚），すなわち肺のエネルギー低下，機能低下によって起こります．肺の気が減少すると，息切れする，呼吸しづらい，風邪を引きやすくなるなどの症状が出現します．治療として，肺の働きを助ける薬を用いますが（p44：表1），ここでは人参養栄湯という薬を提案します．
にんじんようえいとう
　人参養栄湯は，1107〜1110年に刊行された太平恵民和剤局方という書物に，
たいへいけいみんわざいきょくほう
“過労の蓄積，消耗によって，四肢が重く，骨や肉がだるく痛み，息を吸おうとして吸いきれず，動けば喘鳴がして，下腹部が引きつり，腰や背がこわばって痛み，心が虚して驚きやすく動悸して，喉や唇が乾燥し，飲食しても味がせず，陰陽ともに衰弱し，悲しみや憂い，恐れが生じ，寝ていることが多く，起きることが少ない．長い人は数年かけて，急に進行する人は百日で体が痩せ細り，五臓の気が尽きて回復が難しい．また，肺と大腸が虚し，咳嗽，下痢，あえぎ，呼吸困難，痰や涎がある者を治す.”と記載されています．この文章から，かなりの過労・消耗状態で用いられた薬だということがわかると思うのですが，注目いただきたいことは，『息を吸おうとして吸いきれず，動けば喘鳴がして』，『肺と大腸が虚し，咳嗽，下痢，あえぎ，呼吸困難，痰や涎がある』という呼吸状態の悪化を示す内容が書かれていることです．また，『驚きやすく動悸して，喉や唇が乾燥し，飲食しても味がせず』は消化器系の機能低下，『四肢が重く，骨や肉がだるく痛み』，『腰や背がこわばって痛み』は骨格系の症状を表しています．つまり，人参養栄湯は過度の消耗によって生じた呼吸器（肺），消化器（脾），

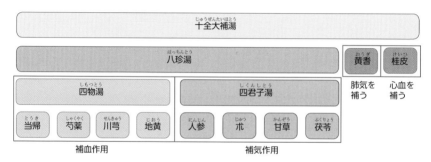

図6：十全大補湯の生薬構成

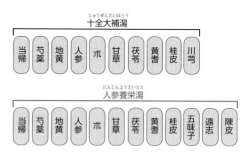

図7：十全大補湯と人参養栄湯

骨格（腎），すべてのタイプのフレイルに用いる薬であるということを示しています.

　人参養栄湯は，気血双補剤という『気』と『血』の両方を補う薬の一種です．十全大補湯という類似処方があり，その生薬構成を比較すると理解が深まります．十全大補湯には，補気剤である四君子湯（六君子湯の兄弟です）と，補血剤である四物湯が含まれています（図6）．四君子湯*と四物湯はエキス製剤としても存在しているのですが，それぞれを単独で用いることはまれで，十全大補湯のように大きな括りの薬のなかの一単位として使われることが多くなっています．さて，人参養栄湯の生薬構成ですが，十全大補湯から川芎を除き，五味子，遠志，陳皮を加えたものとなります（図7）．五味子には，肺と腎を補う働きがあり，咳や喘鳴を鎮め，痰を減らします．遠志は，精神安定作用と去痰作用のある生薬ですが，最近は中年以降の物忘れに効果があるとかないとかで，各社からOTC薬が販売されていたりします．陳皮は，黄耆とともに働き，肺や胃腸の機能を高める作用を示します．…ということから考えると，人参養栄湯は体の衰弱とともに低下している肺機能を改善させ，精神安定をもたらす薬といえそうです.

　人参養栄湯の呼吸器フレイルに対する効果に関する論文を紹介します.

*エキス製剤には大棗と生姜が含まれています.

52

報　告	慢性閉塞性肺疾患における3大参耆剤の臨床的有用性

（文献8）より）

対象：GOLD分類Ⅱ期20例，Ⅲ期16例，Ⅳ期4例の慢性閉塞性肺疾患40例（全例男性，平均年齢72.2±6.7歳）→いずれも長時間作用型抗コリン薬やβ₂刺激気管支拡張薬の吸入療法，テオフィリン薬や去痰薬の内服治療を受けているにもかかわらず，①全身倦怠感，②食欲不振，③体重低下，④息切れ，⑤咳・痰，⑥皮膚の乾燥感，⑦不眠，⑧かぜの罹りやすさ，などの臨床症状が改善されない症例

方法：漢方医学的診断により補中益気湯，十全大補湯，人参養栄湯の3大参耆剤を投与し，臨床的有効性が得られた症例を後ろ向きに解析することで，各参耆剤の適応臨床症状について評価．さらに血清アルブミン値，NK細胞活性も測定した．

結果：臨床症状ならびに血清アルブミン，NK細胞活性などの検査値はいずれの参耆剤でも有意に改善した．⑥皮膚の乾燥感は十全大補湯と人参養栄湯によって有意に，⑤咳と痰，⑦不眠は人参養栄湯によってのみ有意に改善した．慢性閉塞性肺疾患に対して3大参耆剤による治療は有効であると考えられた．

参耆剤というのは，人参と黄耆が含まれている漢方薬のことです．いわゆる滋養強壮の薬に相当し，気力や食欲を改善し，その結果として体重増加，免疫機能の回復が期待されます．補中益気湯，十全大補湯，人参養栄湯は3大参耆剤といえるものですが，この研究の結果によって人参養栄湯が最も呼吸器フレイルへの効果が期待されることが示されています．

また，抗サルコペニア効果についても報告されています．

報　告	がん悪液質モデルの骨格筋量減少に対する人参養栄湯の効果

（文献9）より）

　がん悪液質モデルマウスでは骨格筋構成たんぱく質ミオシン重鎖発現量が減少するが，人参養栄湯（1g/kg）投与によりミオシン重鎖発現量が対象群と変わらない程度まで改善した．

今回，呼吸器フレイルに対する処方として人参養栄湯を提案しましたが，タイプを問わず"フレイルに対する取り急ぎ処方"としても使えるような総合フレイル薬的な薬ですので，覚えておいて損はありません．

POINT!

◉フレイルはタイプ別に考えて漢方薬を処方する：腎骨格フレイル
➡ サルコペニア対策としても牛車腎気丸

処方例

107 牛車腎気丸エキス顆粒 2〜3包(5.0〜7.5g)/日
〈効能・効果〉むくみ，排尿困難，頻尿，下肢痛，腰痛，しびれ，かゆみ，老人のかすみ目
〈注意すべき生薬（1日量）〉地黄 5.0g(→消化器症状)

解　説

　腎骨格フレイルは，前述の通り腎虚（厳密には腎の気虚），すなわち老化に伴う腎の機能低下によって起こります．症状として，足腰の痛み，倦怠感，下半身の冷え，夜間頻尿，聴力低下など，老化に伴ってよくみられる症状が出現します．腎虚に対しては，八味地黄丸，牛車腎気丸などの補腎剤を用いますが (p 44：表1)，循環器診療で用いる場合には，利水作用を強化してある牛車腎気丸を選んでおくと間違いないでしょう．牛車腎気丸は，〈心不全〉の章の『POINT！◉利水剤の併用②：高齢者で下腿浮腫があれば，まず牛車腎気丸を』(p21)で説明しましたように，『腎虚して腰重く，脚腫れ，小便不利を治す』薬です．小便不利とは，尿が少ないことを表す言葉でしたね．さらに，浮腫があり，喘息様で痰が多く，溢水状態となっている患者を治す…つまり心不全に対しても使われてきた薬です．腎虚して腰重く…のところが，腎骨格フレイルに効果があることを示しているのですが，最近の研究で牛車腎気丸に抗サルコペニア効果があるという結果が出ています．

報　告　　**サルコペニアに対する漢方補腎薬の効果について―老化促進マウスでの検討―**

（文献10）より）

方法：老化促進マウス（SAMP8）を牛車腎気丸内服群（8週目から牛車腎気丸を食べさせる）と普通食群に分けて38週目まで飼育し，各群を比較．

　心疾患と筋力・筋肉量に関する研究報告は数多くありますが，等尺性膝伸展筋力の低下が心疾患患者の生命予後不良に関連していることや，筋肉量の低下している心疾患患者の予後は不良であることがわかっています[11〜13]．当然，筋力アップ・筋肉量増加が心リハの目標の一つとなる訳ですが，タンパク質摂取のみならず牛車腎気丸を服用しつつトレーニングを行えば，効果が高まる可能性があるのです．

　ここで，牛車腎気丸が有効であったと思われる一症例を提示します．

症 例　下腿浮腫・寝たきり状態に牛車腎気丸が著効した一例

症例：87歳，女性

主訴：下腿浮腫

既往：認知症（他院にてメマンチン，リバスチグミン投薬中）

病歴：元々ほぼ寝たきりの状態．以前より浮腫があったが，1週間前より両下腿の浮腫が悪化し，パンパンになったため，家族が診察を希望．何とか車椅子に乗せて外来受診された．

身体所見：体温36.4℃，血圧120/71mmHg，脈拍57/分（整），両側下腿浮腫＋＋，舌下静脈怒張・瘀血点あり

下腿周囲径：右脹脛36.5cm，右足首28.0cm，左脹脛38.0cm，左足首27.0cm

血液検査：WBC 6,150/μL, Hb 12.3g/dL, TP 6.7g/dL, Alb 3.6g/dL, AST 19U/L, ALT 10U/L, ChE 150U/L, BUN 12.3mg/dL, Cr 0.53mg/dL, TSH 4.4μIU/mL, FT4 1.47ng/dL, BNP 16.6pg/mL

考察：血液検査上，浮腫の原因と思われる所見認めず．年齢に伴う筋力低下，認知症などから腎虚の状態，著明な下腿浮腫から水滞，舌下静脈の怒張と瘀血点の存在から瘀血の状態と考えた．腎虚＋水滞に対しては牛車腎気丸，瘀血＋水滞に対して当帰芍薬散を処方する方針とした．

処方：牛車腎気丸エキス顆粒　2包（5.0g）
　　　　当帰芍薬散エキス顆粒　2包（5.0g）/朝夕食前

経過1：8週後の再診時，下腿周囲径が右脹脛36.5cm（±0），右足首25.5cm（-2.5），左脹脛35.5cm（-2.5），左足首25.0cm（-2.0）に改善していた．特に食欲低下などの副作

用も認めなかったため，さらなる効果を期待して牛車腎気丸，当帰芍薬散ともに3包（7.5g）/毎食前に増量した．

経過2：その後も順調に浮腫は改善し，初診から32週後の時点で下腿周囲径は下記の通りとなった．

	初診		8週		16週		32週
右脹脛	36.5	→	36.5	→	36.0	→	35.0cm（初診から -1.5cm）
右足首	28.0	→	25.5	→	25.4	→	24.1cm（初診から -3.9cm）
左脹脛	38.0	→	35.5	→	36.5	→	35.0cm（初診から -3.0cm）
左足首	27.0	→	25.0	→	25.5	→	23.0cm（初診から -4.0cm）

さらに，浮腫の改善のみでなく，16週後の時点で『寝たきりだったのに，漢方を飲み始めてから歩けるようになり，8割がた炊事もできるようになった』と言われ，32週後には『カートを押して近所のショッピングセンターに行けるようになった』とのことでご家族から大変喜ばれた．

　この症例は，そもそも浮腫に対して牛車腎気丸と当帰芍薬散を用いました．目論見通り浮腫は順調に改善しましたが，そればかりでなく，寝たきりの状態からわずか4ヵ月で家事ができるようになり，8ヵ月後にはカートを押して買い物に行けるところまで回復されました．ご家族も『奇跡が起きた』と目を丸くしておられましたが，この効果はやはり腎骨格フレイルを改善したと考えて良いのではないでしょうか．

●フレイルはタイプ別に考えて漢方薬を処方する：まとめとして
➡ タイプに分類することが難しい場合は薬を併用してよい

処方例

消化器フレイル＋腎骨格フレイル　には
43 六君子湯エキス顆粒 2〜3包(5.0〜7.5g)
107 牛車腎気丸エキス顆粒 2〜3包(5.0〜7.5g)/日　併用

呼吸器フレイル＋腎骨格フレイル(＋消化器フレイル)　には
108 人参養栄湯エキス顆粒 2〜3包(6.0〜9.0g)
107 牛車腎気丸エキス顆粒 2〜3包(5.0〜7.5g)/日　併用

解　説

　フレイル・サルコペニアの漢方治療については，漢方・東洋医学的な話も多くてわかりにくかったかもしれませんので，ここでもう一度整理しておきます．
　まず，フレイルはタイプ別に考えて治療すると取り組みやすくなります(表2)．消化器フレイルは，消化吸収機能低下を認めるタイプのフレイルです．食欲がない場合は，まず六君子湯を処方しますが，効果不十分な場合には補中益気湯への変更を考えましょう．
　呼吸器フレイルは，呼吸機能低下を認めるタイプのフレイルです．人参養栄湯を処方してみて下さい．幅広いタイプのフレイルに効果が期待できる薬ですので，"よくわからないがどれか一つ"という感じで処方したい場合にも人参養栄湯であればそんなに問題は

表2：フレイルのタイプと治療

フレイルのタイプ	症状	治療薬
消化器フレイル	食欲がない，疲れやすい 食後嗜眠，下痢しやすい 胃もたれしやすい	六君子湯 補中益気湯 人参養栄湯
呼吸器フレイル	風邪を引きやすい 風邪を引くと長引く， 息切れ，呼吸づらい	人参養栄湯
腎骨格フレイル	足腰の痛み，倦怠感 疲れやすい，夜間頻尿 聴力低下，耳鳴り 下半身の冷え，めまい	牛車腎気丸

ないと思います.

　腎骨格フレイルは，年齢的な衰え（腎虚）が全面に出るタイプのフレイルです．その場合は牛車腎気丸をお勧めします.

　患者さんの訴える症状からフレイルのタイプを判断するのですが，どれか一つのタイプに分類することが難しい場合もあります．例えば，食欲がなく消化器フレイルはありそうだが，脚力の低下や腰痛も著しくて腎骨格フレイルもありそうだ…という場合ですね．その場合は，両方の治療を併用してみましょう．具体的には，六君子湯2包と牛車腎気丸2包の併用…という感じです．同様に，呼吸器フレイルと腎骨格フレイルの症状があれば，人参養栄湯2包＋牛車腎気丸2包から開始するということも可能です．そもそもフレイルの患者さんの多くは高齢ですから，大なり小なり腎骨格フレイルの状態にある訳です．したがって，余程胃腸が弱い人を除き，牛車腎気丸は基本的に服用いただくこととして，あとは六君子湯か人参養栄湯の併用を考える…という考え方もあるかもしれません.

　ただし，消化器フレイルと呼吸器フレイルがあると考えた場合には，人参養栄湯が両者に対応できますので，まず人参養栄湯で治療を始めてみて下さい．そして，しばらく処方してみたが食欲不振が改善しない場合にのみ六君子湯併用を検討すればよいでしょう．ちなみに，人参養栄湯と六君子湯，それぞれ1日3包ずつ飲んだとしても合計の甘草量は2.0gですので，偽アルドステロン症はそれほど心配しなくても大丈夫です.

　この項の最後に，漢方によるフレイル治療の効果を調査した研究をご紹介しましょう.

報告1　　療養型病床群における漢方治療について

（文献14）より

　療養型病床群において「易感染性」，「倦怠感」，「意欲低下」，「食欲不振」などの症状を有する脳血管障害後遺症患者14例に補剤（人参養栄湯，十全大補湯および補中益気湯）を6ヵ月間投与した結果，各症状に対する改善効果が認められ，特に抗生剤を必要とする呼吸器・尿路感染症の発症頻度が低下した.

（文献 15）より）

目的および方法：200 床の療養型病床群において，西洋医学のみを学んできた 4 人の医師に 1 年間東洋医学を教えながら，それぞれに漢方の証に従って自由に治療を行ってもらい，医療経済に及ぼす影響などを検討する．

結果および考察：処方薬は，当帰芍薬散（18 例），人参養栄湯（14 例），十全大補湯（14 例），八味丸（11 例），抑肝散加陳皮半夏（11 例），麻子仁丸（11 例），補中益気湯（8 例），柴胡桂枝湯（6 例），真武湯（5 例），牛車腎気丸（5 例）であった．西洋薬のみを使用していた 1 年前の医療費は 1 日 1 人あたり 1,394 円であったが，漢方薬を併用後 741 円に激減した（-653 円）．しかもそのうち漢方薬の占める薬剤費は 117 円と少額であった．減少した西洋薬の内訳は，抗生剤，抗不安薬，睡眠薬，脳血流改善薬，気管支拡張薬，抗血小板薬，胃腸薬，抗アレルギー剤，点滴，ビタミン剤など多岐に及んでいた．薬剤費の減少を抗生剤で検討してみると，漢方薬併用前 1 日 1 人あたり 294 円→併用後 44 円に減少していた（-250 円）．このことは，漢方薬によって感染症にかかりにくくなり，抗生剤を投与した場合にも短期間で治癒したことを示している．また，食欲不振が著明に改善した例が多く認められ，点滴をすることが少なくなった．さらに，精神不穏や意欲低下などの精神症状にも大変有効であり，人間らしい生活を送ることができるようになった．200 床の病院での 1 年間の薬剤費節減学は 653 円 × 200 人× 365 日＝ 4,767 万円にもなり定額化の療養型病床群において病院経営に及ぼす影響は計りしれない．

　これらの研究は，まだ"フレイル"という概念が存在していなかった時代のものですが，まさにフレイルの状態にある患者に対して漢方を用いた報告といえるでしょう．医療費節減効果の内容も含め，われわれ漢方医が感覚として知っていることをデータとして示して下さっており，とても有意義な研究です．

　報告 2 で処方された薬も，ほとんどがこの本の中で紹介しているものです．しかも，処方した先生方は"東洋医学の勉強をしながら処方した"のですから，漢方専門医が専門的に診察して処方決定した訳ではありません．それでも十分な効果があるのです．是非，この本を手に取って下さっている先生も遠慮せず漢方薬を処方して下さい．フレイルに対して漢方治療を行うことは，患者さんが"人間らしい生活を送ること"にもつながるのですから．

POINT!

◉心リハに対する意欲低下：意欲低下は気の不足（気虚）と考える
　➡ まず補中益気湯（ほちゅうえっきとう）から

処方例

気虚スコアが基準を満たす場合…
41 補中益気湯（ほちゅうえっきとう）エキス顆粒 2～3包（5.0～7.5g）/日
〈効能・効果〉食欲不振，夏やせ，病後の体力増強，胃下垂，感冒，多汗症　ほか
〈注意すべき生薬（1日量）〉甘草 1.5g（→偽アルドステロン症）

気鬱スコアが基準を満たす場合…
胃腸虚弱があれば
70 香蘇散（こうそさん）エキス顆粒 2～3包（5.0～7.5g）/日
〈効能・効果〉胃腸虚弱で神経質の人の風邪の初期
〈注意すべき生薬（1日量）〉甘草 1.5g（→偽アルドステロン症）

不眠，イライラ，精神不安があれば
12 柴胡加竜骨牡蛎湯（さいこかりゅうこつぼれいとう） 2～3包（5.0～7.5g）/日
〈効能・効果〉神経衰弱症，ヒステリー，神経性心悸亢進症，陰萎，高血圧症，慢性腎臓病　ほか
〈注意すべき生薬（1日量）〉黄芩 2.5g（→肝機能障害，間質性肺炎）

解説

　心リハに対する意欲低下に限らず，意欲低下は『気力』の不足ともいえます．気力の不足は，東洋医学的には気の不足（気虚）と考えます．寺澤捷年先生が提唱されている気虚スコアの項目にも『気力がない』があり，最高得点である10点が割り振られています（表3）[16]．気力がない…というのにももちろん程度があり，専門的治療が必要なほどの抑うつ状態であれば，漢方薬という前に心療内科受診が望ましいでしょう．しかし，抑うつという程ではなく，『心リハ…面倒くさいなぁ』くらいの感じであれば，『ちょっと漢方薬飲んで元気をつけてみませんか？』と提案してもよいのではないかと思います．その際に一番に考えていただきたいのが補中益気湯です．補中益気（ほちゅうえっき）

湯は，本章の『POINT！●フレイルはタイプ別に考えて漢方薬を処方する：消化器フレイル ②六君子湯無効の場合，補中益気湯を』（p48），〈心不全〉の章の『POINT！●感染症による心不全悪化予防には補中益気湯』（p30）のところでも説明した処方です．（元）気を補う薬＝補気剤の代表薬でしたね．同じ補気剤でも，消化吸収機能の改善に特化した六君子湯と違い，補中益気湯は"気を増やし，沈下した気を持ち上げ，少し血も補う"ということも説明しました．問診から先程の気虚スコアをつけてみて，判断基準を満たすスコアであればそれだけで効果が期待されることになります．

表3：気虚スコア

身体がだるい	10	眼光・音声に力がない	6
気力がない	10	舌が淡白紅・腫大	8
疲れやすい	10	脈が弱い	8
日中の眠気	6	腹力が軟弱	8
食欲不振	4	内臓のアトニー症状*	10
風邪をひきやすい	8	小腹不仁**	6
物事に驚きやすい	4	下痢傾向	4

〈判断基準〉総計30点以上を気虚とする．いずれも顕著に認められるものに該当するスコアを全点与え，程度の軽いものには各々の1/2を与える．
*内臓のアトニー症状：胃下垂，腎下垂，子宮脱，脱肛などをいう．
**小腹不仁：臍下部の腹壁トーヌスの低下をいう．
（文献16）寺澤捷年：症例から学ぶ和漢診療学，第3版，医学書院，東京，p17, 2012 より転載）

表4：気鬱スコア

抑うつ傾向*	18	時間により症状が動く**	8
頭重・頭冒感	8	朝起きにくく調子が出ない	8
喉のつかえ感	12	排ガスが多い	6
胸のつまった感じ	8	噯気（げっぷ）	4
季肋部のつかえ感	8	残尿感	4
腹部膨満感	8	腹部の鼓音	8

〈判断基準〉いずれも顕著に認められるものに当該スコアを与え，程度の軽いものには各々の1/2を与える．総計30点以上を気鬱とする．
*抑うつ傾向：抑うつ気分，物事に興味がわかない，食欲がない，食物が砂をかむようで美味しくないなどの諸症状からその程度を判定する．
**時間により症状が動く：主訴となる症状が変動すること．
（文献16）寺澤捷年：症例から学ぶ和漢診療学，第3版，医学書院，東京，p24, 2012 より転載）

また，気に関連する用語として，気虚（気の不足）とは別に気鬱または気滞という言葉があります．気の流れが悪くなり，体のどこかに停滞している状態を表します．気鬱というと抑うつを連想させると思いますが，気鬱スコアでは実際『抑うつ傾向』に最高得点が振り分けられています（表4）16）．もし，気鬱スコアが基準を満たしているようであれば，気鬱に対する処方を検討するとよいでしょう．その場合に選択する漢方薬は，香蘇散あるいは柴胡加竜骨牡蛎湯です．

香蘇散は，本来初期の風邪に用いる薬ですが，滞った気を巡らせる作用を持ってい

ます．胃腸虚弱の人や，気鬱の症状が腹部の不調（腹部膨満感など）として表れるタイプの人に用いると効果が期待されます．

柴胡加竜骨牡蛎湯（さいこ）は，いわゆる柴胡剤の一つで精神安定的に働く薬です．循環器領域では動悸の治療にも用います（〈動悸・不整脈〉の章参照）．不眠，イライラ，精神不安などの症状がある場合に用いるとよいのですが，腹部診察（腹診）で季肋部の抵抗圧痛（胸脇苦満）（きょうきょうくまん）があり，さらに臍の上あたりで腹部動脈の拍動（臍上悸）（せいじょうき）を触知する場合にはより良い適応と考えられます．柴胡加竜骨牡蛎湯には甘草が含まれていませんので，偽アルドステロン症の心配はありませんが，少し心配な生薬として黄芩（おうごん）が入っています．〈漢方薬の副作用について〉の章で改めて説明しますが，黄芩は肝機能異常や間質性肺炎の原因となる場合がありますので，念のため肝機能のチェックと発熱を伴う咳の出現に注意をお願いします．…余談ですが，患者さんが『最近悪い夢を見る』と言われたときには柴胡加竜骨牡蛎湯の処方を考えます．また，円形脱毛症の治療でも柴胡加竜骨牡蛎湯を処方します．精神不安が関与していることが疑われる症状に幅広く使える薬ということですね．

文　献

1) 日本心臓リハビリテーション学会：日本心臓リハビリテーション学会ステートメント http://www.jacr.jp/web/sbout/statement/（2019年10月閲覧）
2) 後藤葉一編著：国循心臓リハビリテーション実践マニュアル，メディカ出版，大阪，142，2017
3) 荒井秀典：フレイルの意義．日老医誌51：497-501，2014
4) Kimura Y et al：Ninjin'yoeito for symptoms of frailty：Successful treatmennt of three cases. Trad Kampo Med 6：37-40，2019
5) 武田宏司：老化と食欲．臨消内科31：1261-1267，2016
6) 日本消化器病学会編集：機能性消化管疾患診療ガイドライン2014─機能性ディスペプシア（FD），南江堂，東京，79-80，2014
7) Arai M et al：Rikkunshito improves the symptoms in patients with functional dyspepsia, accompanied by an increase in the level of plasma ghrelin. Hepato-Gastroenterology 59：62-66，2012
8) 加藤士郎ほか：慢性閉塞性肺疾患における3大参耆剤の臨床的有用性．漢方医学40：172-176，2016
9) 大澤匡弘ほか：がん悪液質モデルの骨格筋量減少に対する人参養栄湯の効果．日心療内誌22：93-100，2018
10) 萩原圭祐：サルコペニアに対する漢方補腎薬の効果について─老化促進マウスでの検討─．Geriatr Med 52：1247-1249，2014
11) Kamiya K et al：Quadriceps strength as a predictor of mortality in coronary artery disease. Am J Med 128：1212-1219，2015
12) Lavie CJ et al：Body composition and survival in stable coronary heart disease: impact of lean mass index and body fat in the "obesity paradox". J Am Coll Cardiol 60：1374-1380，2012
13) Ix JH et al：Urinary creatinine excretion rate and mortality in persons with coronary artery disease: the Heart and Soul Study. Circulation 121：1295-1303，2010
14) 下手公一ほか：療養型病床群における漢方治療について─補剤投与による治療効果─．Prog Med 19：2848-2864，1999
15) 下手公一ほか：療養型病床群に於ける漢方治療導入の医療経済効果．医療経営情報113：16-18，1999
16) 寺澤捷年：症例から学ぶ和漢診療学，第3版，医学書院，東京，17-24，2012

胸痛・虚血性心疾患

◉原因の特定できない胸痛に対する漢方治療
➡ ストレスの関与が疑われたら半夏厚朴湯
➡ 冷えると痛む場合には当帰湯

処方例

ストレスの関与が疑われる場合…

16 半夏厚朴湯エキス顆粒 2～3包(5.0～7.5g)/日

〈効能・効果〉気分がふさいで，咽喉，食道部に異物感があり，ときに動悸，めまい，嘔気などを伴う次の諸症：神経性食道狭窄症，不安神経症，神経性胃炎，せき，しわがれ声，不眠，つわり

〈注意すべき生薬(1日量)〉なし

冷えに関連して起こる胸痛に…

102 当帰湯エキス顆粒 2～3包(5.0～7.5g)/日

〈効能・効果〉背中に寒冷を覚え，腹部膨満感や腹痛のあるもの

〈注意すべき生薬(1日量)〉甘草 1.0g(→偽アルドステロン症)

解　説

　虚血性心疾患やその他の器質的疾患が除外されている胸痛…対応に苦慮する状況です．安易に『安定剤でも飲んでみますか？』なんて言おうものなら，患者さんの顔色が変わって『精神的な問題なんですか？』とか『そんな薬は飲みたくありません』と言われることも多々ありますね（…私が漢方を勉強しようと思ったきっかけともいえるやり取りです）．普通に考えれば，器質的疾患，すなわち原因が見当たらない状況ですから，根本的治療は行えません．やむをえず“自律神経失調症”ということにして，抗うつ薬か抗不安薬を出す以外に治療法がないのです．しかし漢方であれば，原因が

何であれ症状の緩和を図ることができます. なにせ, 心電図はおろか聴診器すらなかった時代から治療を行ってきた医学ですから.

さて, 具体的に何を処方すればよいかですが, ストレスの関与が疑われる場合にはまず半夏厚朴湯を使います. 半夏厚朴湯は, 気の滞り (気滞・気鬱) を解消する理気剤の一種で, 金匱要略という古典医学書に『婦人, 咽中炙臠有るが如きは, 半夏厚朴湯之を主る』と記載されているものです[1]. 咽中炙臠とは, 炙った肉片が喉の奥に引っ掛かっているような感覚を表す言葉ですから, 『女性に喉や胸のつまった感じがあれば半夏厚朴湯がよい』と書いてあることになります. ストレスによって喉〜胸に気の滞りが生じた結果, 何かが詰まっているように感じられる…そんな状況であれば, 男女問わず用いてよい薬といえます.

次に, 冬に体が冷えると胸が痛む, あるいは冷え症の人の原因不明の胸痛については, 当帰湯を用います. 当帰湯は, 出典とされている備急千金要方に『心腹絞痛, 諸虚冷気満痛す』と記載されており, 浅田宗伯は『心腹冷気絞痛し, 肩背へ徹して痛むものを治す』という口訣を残しています. 疲れやすく, どちらかといえば虚弱な人の, 冷えると出現 (悪化) する胸やお腹の痛みに対して処方する薬となっています. 生薬構成をみると, 半夏厚朴湯にも含まれる半夏・厚朴によるストレス緩和作用, 当帰・乾姜・山椒による血行促進・温め作用, 芍薬による鎮痙・鎮痛作用などが期待されることがわかります.

それでは, 当帰湯の処方例を提示します.

症例 　当帰湯が著効した一例

(文献2) より)

症例: 72歳, 女性

現病歴: 以前より高血圧のため通院中であった. 数年前より冬になると左胸が痛むようになった. 体が冷えたときに左乳房の下あたりに痛みを感じることが多く, 冷汗を伴うことはない. たまたま観た TV 番組で『微小血管狭心症』の話が出たが, その症状とピッタリ同じだったため, Ca 拮抗薬を処方して欲しいと希望され X 年 12 月受診.

身体所見: 血圧 146/76mmHg, 脈拍 74 回/分 (整), SpO$_2$:98%, 胸部聴診: 異常なし

心電図: 洞調律, 68bpm → 正常

心臓超音波検査: 左室収縮能良好 (LVEF 76%), 局所壁運動異常なし, 左室肥大なし

考察: 高血圧治療のためすでに Ca 拮抗薬服用中であることを説明. 胸部症状の起こり方 (部位, 持続時間) から虚血性心疾患は否定的で, かつ, 冬 (体が冷えたとき) にだけ起

こる胸痛という特徴から当帰湯の適応と判断．念のためニトログリセリン舌下錠も
併せて処方することとした．

処方： 当帰湯エキス顆粒　3包（7.5g）/毎食前

ニトロペン® 1錠/頓用（4回分）

経過： 2週間後の再診時，『先生，嘘みたいに効いた！』と興奮気味に診察室へ入室．当帰
湯服用開始から胸痛は全く起こらなくなったとのこと．処方継続を希望され，結局
X＋1年3月まで服用された．X＋1年12月になって，また胸痛の訴えが始まったた
め同じく当帰湯を処方すると，やはり間もなく症状は消失し，『やっぱり効いている
みたい』とのことであった．以後，毎年12月から3月までは降圧剤に加えて当帰湯
を処方している．

POINT!

◎冠攣縮性狭心症難治例の漢方治療
 ➡ まずは四逆散（しぎゃくさん）と桂枝茯苓丸（けいしぶくりょうがん）の併用を
 ➡ ストレスのある人，胸のつかえ感を訴える場合は半夏厚朴湯（はんげこうぼくとう）
 ➡ 心窩部の抵抗・圧痛が強い症例には木防已湯（もくぼういとう）

処方例

まずは…

35 四逆散（しぎゃくさん）エキス顆粒 2〜3包（5.0〜7.5g）

〈効能・効果〉神経質，ヒステリー，胃酸過多，胃炎，胃潰瘍　ほか

〈注意すべき生薬（1日量）〉甘草 1.5g（→偽アルドステロン症）

25 桂枝茯苓丸（けいしぶくりょうがん）エキス顆粒 2〜3包（5.0〜7.5g）/日　の併用

〈効能・効果〉冷え症，打撲症，更年期障害（頭痛，めまい，のぼせ，肩こり等）ほか

〈注意すべき生薬（1日量）〉なし

ストレスの関与が疑われる場合…

16 半夏厚朴湯（はんげこうぼくとう）エキス顆粒 2〜3包（5.0〜7.5g）/日

〈効能・効果〉神経性食道狭窄症，不安神経症，神経性胃炎，せき，しわがれ声，不
眠，つわり

〈注意すべき生薬（1日量）〉なし

心窩部の抵抗・圧痛が強い場合…

36 木防已湯エキス顆粒 2〜3包(5.0〜7.5g)/日

〈効能・効果〉顔色がさえず，咳を伴う呼吸困難があり，心臓下部に緊張圧重感があるものの心臓，あるいは，腎臓にもとづく疾患，浮腫，心臓性喘息

〈注意すべき生薬（1日量）〉なし

解 説

冠攣縮性狭心症 vasospastic angina（VSA）は，冠攣縮によって一過性の冠血流低下が生じ，心筋虚血が引き起こされる病気です[3]．狭心症発作時の ST 上昇を特徴とする異型狭心症も，VSA の一病型と考えられています．VSA は生命予後のよい疾患とされていますが，冠動脈の器質的狭窄に冠攣縮を合併した場合や，冠攣縮が不安定化した場合には，急性心筋梗塞や突然死を引き起こすことが知られています．また，ご存知のとおり欧米人よりも日本人に VSA の発症率が高く，日本人の夜間の突然死についても冠攣縮の関与が示唆されています．冠攣縮の危険因子として喫煙はよく知られていますが，精神ストレスの関与も示唆されており，薬物治療抵抗性の難治例についてはストレスの緩和が重要と考えられています．治療としては，禁煙などの生活習慣是正，Ca 拮抗薬，硝酸薬，ニコランジルなどの投与が行われますが，これらの治療を十分に行っても発作抑制が困難な難治例が存在しています．Ca 拮抗薬の増量は，過度な血圧低下を招くことがありますし，副作用として下腿浮腫を引き起こすこともあります．また，硝酸薬は頭痛のため継続が困難な症例も多々ありますね．いわゆる難治例や標準治療薬での対応が困難な場合に，漢方薬の併用を試みるとよいでしょう．

難治性 VSA 症例でまず試してもらいたいのが，四逆散と桂枝茯苓丸の併用です．この 2 つの漢方薬は，血府逐瘀湯という薬をエキス製剤で代用する場合に用いられることの多い処方です．本当は…さらに四物湯を併用すると，より血府逐瘀湯に近くなるのですが，四逆散と桂枝茯苓丸でも効果はあります．血府逐瘀湯は，主に中医学（現代の中国漢方）で使われる処方で，気滞血瘀と呼ばれる『気の滞りと血の循環不全』に対する治療薬です（中医学では瘀血と気滞は併存すると考えます）．その四逆散と桂枝茯苓丸の併用が難治性 VSA に有効であったという報告があります．

| 報　告 | 西洋薬による症状コントロール困難な冠攣縮性狭心症に対して四逆散と桂枝茯苓丸の併用が有効であった2症例 |

（文献4）より）

症例1：73歳，男性．安静労作に関係のない胸部不快感を自覚．ホルター心電図で症状に一致するST上昇を認めた．抗狭心症薬を処方されたが症状が消失せず．四逆散と桂枝茯苓丸を投与したところ，症状が完全に消失した．

症例2：58歳，男性．安静時の胸部不快感を自覚．アセチルコリン負荷試験陽性となり上記診断（冠攣縮性狭心症）を得られた．抗狭心症薬を処方されたが，胸部不快感が消失せず．四逆散と桂枝茯苓丸を処方．症状が完全に消失した．

結語：治療抵抗性の冠攣縮性狭心症に対して，四逆散と桂枝茯苓丸の併用が有効である可能性が示唆された．

　　ここで，血府逐瘀湯の代用処方という考え方を一旦横において，四逆散と桂枝茯苓丸それぞれのもつ効果を考えてみましょう．四逆散は肝気鬱結（感情が外に発散されず内にうっ積した結果，イライラや神経症状，胃腸症状を生じた状態）に対する基本処方，桂枝茯苓丸は瘀血（血の循環不全）を改善させる駆瘀血剤の代表薬です．VSAに限らず虚血性心疾患はまさに瘀血の状態ですから，桂枝茯苓丸は単独でも効果が期待されるところです．実際に瘀血体質の患者さんに桂枝茯苓丸を処方し，冠攣縮発作が抑制されたという報告もあります[5]．冠攣縮性狭心症の難治例には精神ストレスの関与を疑い，ストレスの緩和を考える必要があるとされていますが，実はストレス回避の『方法』についてはあまり議論されていません．ジアゼパムなどの抗不安薬は，眠気やふらつきの副作用があるため，車の運転が必要な患者さんや高齢者には処方しにくいものです．四逆散は肝気鬱結を解消する薬ですから，ストレス緩和の目的で用いてもよい処方です．以上のように考えると，四逆散と桂枝茯苓丸の併用は単に血府逐瘀湯の代用というだけでなく，『四逆散によるストレス緩和＋桂枝茯苓丸による血の循環改善』を目的とした処方と考えることができますね．

| 症　例 | 四逆散と桂枝茯苓丸の併用が有効であった一例 |

患者：67歳，男性

主訴：労作時の胸痛

既往歴：自然気胸，胆嚢摘出術後，脂質異常症

現病歴：X-1 年 10 月より散歩中に冷汗を伴う胸痛を自覚するようになった．12 月 18 日近医にて VSA を疑われ，ニフェジピン L 20mg/朝夕食後を処方されたが，症状は持続した．12 月 24 日再診にてニコランジル 15mg/毎食後が追加となったが，その後も 2 週に 1 回の頻度で胸痛が出現するため，X 年 4 月 25 日当院受診．

現症：血圧 116/70mmHg，脈拍 76/分（整），酸素飽和度 98%，心雑音聴取せず

検査：心電図：洞調律，72bpm，明らかな ST-T 異常・異常 Q 波など認めず

トレッドミル運動負荷心電図検査：胸痛を伴う ST 上昇あり→ニトログリセリン舌下で改善

治療経過：まず前医処方に硝酸イソソルビド貼付剤を追加したが，胸痛発作のコントロールつかず．運動負荷心電図陽性であったため，冠動脈造影を行うも有意狭窄を認めず（全体的に spastic）．ジルチアゼム 200mg/朝夕食後追加後，胸痛は治まっていたが，著明な下腿浮腫が出現した．ジルチアゼム副作用による浮腫と考え，100mg/夕食後に減量したところ浮腫は改善．しかし，冷房で冷えたときやイライラしたときなどに胸痛発作が起こるようになったため，四逆散エキス顆粒 2 包（5.0g）＋桂枝茯苓丸エキス顆粒 2 包（5.0g）/朝夕食前を追加．以後，VSA 発作は起こらなくなった．

　この症例のように，単なる難治例というだけでなく，Ca 拮抗薬増量による副作用が出てしまい，減量を余儀なくされた場合にも漢方薬は有用です．VSA 治療の選択肢が増えるということは，実に有益だと思います．

　次に考えたい漢方処方は，半夏厚朴湯です．『POINT！●原因の特定できない胸痛に対する漢方治療 ➡ ストレスの関与が疑われたら半夏厚朴湯』（p63）でも取り上げた薬ですね．ストレスによって喉～胸に気の滞りが生じ，同部位につかえた（詰まった）ような感覚が生じたときに用いる薬ですが，その状況はストレスによって起きた VSA の症状としても応用できます．VSA 治療薬の中止にはリバウンドが伴うため，内服加療は長期となります．したがって，長期服用における薬剤の安全性は重要なポイントとなるわけですが，半夏厚朴湯は，半夏，茯苓，厚朴，蘇葉，生姜からなり，副作用出現の可能性が少ない処方ですから，長期服用が必要となった場合にも安全です．また，ストレス緩和効果という観点で考えた際，四逆散と半夏厚朴湯のどちらがその患者さんにフィットするかを判断することは難しい場合もありますから，四逆散＋桂枝茯苓丸でうまくいかなかった場合には，半夏厚朴湯＋桂枝茯苓丸という組み合わせを考えていただくのもよいと思います．

漢方薬の併用ということで，ちょっと例外的（私としては普通ですが）な処方が奏効した症例を紹介します．

症例　四逆散＋桂枝加竜骨牡蛎湯が有効であった一例

患者：46歳，男性

主訴：早朝の胸痛

既往歴：特記事項なし

現病歴：X-1年7月末より通勤途中の朝6：00〜6：30頃に胸部絞扼感を自覚するようになった．10分程度持続する．発作のあと勤務先近くの病院に救急受診したが，心電図・心エコー所見に異常を認めず．処方されたニトログリセリン舌下錠を使うと2〜3分で治まるが，その後も繰り返し胸痛が出現したため，同院にて冠動脈造影施行．冠動脈狭窄は認めず，冠攣縮誘発試験陽性にてVSAと診断された．ベニジピン，硝酸イソソルビド貼付剤が処方されたがその後も週1回の頻度で発作が起こり，ニトログリセリン舌下で症状は治まるが頭痛を伴うため，漢方治療希望でX年1月当院受診．

現症：血圧114/76mmHg，脈拍76/分（整），心雑音聴取せず

漢方診察所見：舌証：大きさ：胖大，歯痕軽度，色調：蒼白，舌下静脈怒張なし，脈証：沈やや緊，腹証：腹力3-4/5，心下痞鞕なし，胃部振水音＋，胸脇苦満なし，心下悸＋，臍上悸＋，腹直筋攣急＋，臍傍圧痛：右±・左−，小腹不仁−，手術創−

心電図：洞調律，54bpm，明らかなST-T異常・異常Q波など認めず

処方：四逆散エキス顆粒2包（5.0g）＋桂枝加竜骨牡蛎湯エキス顆粒2包（5.0g）/朝夕食前

治療経過：ご本人曰く『これといったストレスを感じているわけではないが，気を遣うほうだ…』とのこと．上腹部で腹部動脈の拍動を触知するが（心下悸および臍上悸），胸脇苦満を認めず，診察所見上は瘀血を示唆する所見に乏しい状態であった．診察所見から上記処方としたところ，VSA発作は起こらなくなった．その後，漢方薬服用後のむかつきを感じるようになったため，食後服用に変更．むかつきは感じなくなり，VSAは引き続きコントロールされた．

『四逆散＋桂枝加竜骨牡蛎湯』は，今回処方例として取り上げていない組み合わせの処方ですが，漢方医としてはこのように診察所見を得ながら患者さんの症状・状態に合わせた処方を考えていることの一例としてご紹介しました．ちなみに，四逆散＋桂枝加竜骨牡蛎湯の組み合わせは，『黄芩を抜いた柴胡加竜骨牡蛎湯』のイメージで処方する場合もあります．ご参考までに．

最後に木防已湯です．木防已湯は〈心不全〉の章『POINT！●漢方薬の併用：起座呼吸の場合，心窩部の抵抗・圧痛が強い症例には木防已湯を』（p26）でも取り上げたとおり，歴史的には心不全治療薬として使われてきた薬ですが，薬理学的には血管平滑筋の緊張を緩める作用があり[6]，冠攣縮を抑制する効果も示されています[7]．臨床的にも，木防已湯エキス顆粒の追加処方によって胸部症状が消失した治療抵抗性VSA の症例が報告されており[8]，難治性 VSA 治療における選択肢の一つとして考えたい処方です．

文　献

1) 日本東洋医学会専門医制度委員会編：専門医のための漢方処方の原典と条文の手引き，日本東洋医学会，東京，55, 2013
2) 北村　順：続・循環器医が知っておくべき漢方薬―患者満足度を上げる次の一手，文光堂，東京，56, 2017
3) 日本循環器学会．冠攣縮性狭心症の診断と治療に関するガイドライン（2013 年改訂版）) http//www.j-circ.or.jp/guideline/pdf/JCS2013_ogawa_h.pdf（2019 年 10 月閲覧）
4) 山崎武俊ほか：西洋薬による症状コントロール困難な冠攣縮性狭心症に対して四逆散と桂枝茯苓丸の併用が有効であった 2 症例．日東医誌 65：287-292, 2014
5) 内藤真礼生ほか：桂枝茯苓丸（駆瘀血薬）が著効した異型狭心症の 1 例．治療学 40：96-99, 2006
6) Nishida S et al：Vascular pharmacology of Mokuboito(Mu-Fang-Yi-Tang) and its constituents on the smooth muscle and the endothelium in rat aorta. eCAM 4：335-341, 2007
7) 山田　勉ほか：当帰芍薬散と木防已湯のブタ冠動脈攣縮発生に及ぼす影響．日東医誌 47：617-624, 1997
8) 福島　偉ほか：木防已湯により亜硝酸薬舌下投与を減量しえた冠攣縮性狭心症の 1 例．漢方医学 25：215, 2001

動悸・不整脈

 POINT!

●無害性期外収縮に対する漢方治療：炙甘草湯

処方例

64 **炙甘草湯エキス顆粒 2〜3包(6.0〜9.0g)/日**
〈効能・効果〉体力がおとろえて，疲れやすいものの動悸，息切れ
〈注意すべき生薬（1日量）〉地黄 6.0g（→消化器症状），（炙）甘草 3.0g（→偽アルドステロン症）

解 説

　不整脈薬物治療に関するガイドライン（2009 年改訂版）[1)] には，『基礎心疾患を有さない症例にみられる単発性の期外収縮は，自覚症状が強い場合を除けば通常臨床的意義は少ない．しかし自覚症状が非常に強い場合や，頻度が高く血行動態や心機能に悪影響を及ぼす場合，発作性心房細動/粗動のトリガーとなる場合は治療の対象となる』と記載されています．具体的には，心機能に問題がなく，発作性心房細動や心房粗動もない患者さんの上室期外収縮に対する第一選択薬は，β遮断薬が推奨されています（図 1）．気管支喘息もなく，β遮断薬による副作用の心配もなさそうな患者さんであればよいのですが，"上室期外収縮にβ遮断薬まで使う必要ある？"と思ってしまうのは私だけではないと思います．また，心室期外収縮については，『基礎心疾患がない例における心室期外収縮・単形性非持続性心室頻拍は，特発性で一般に予後はよいと考えられている．したがって，自覚症状がないか軽度の場合はあえて薬物投与を行う必要はない．むしろ，睡眠不足や喫煙など不整脈を悪化させる生活習慣の改善を指導すべきである．動悸などの症状が中等度または高度の場合，不整脈の存在によって QOL が低下し患者が薬物による治療を望む場合には，以下の手順に従って用いる薬剤を選択する．』とされ，期外収縮波形が LBBB ＋ RAD 型であればβ遮断薬，

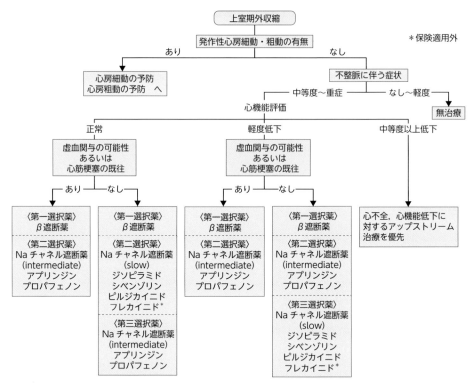

注）同一枠内における薬剤は我が国における発売順を重視して列挙してあり，枠内の優先順位を
　　示すものではない
　　単剤で無効の場合は，第一選択薬と第二/第三選択薬の併用も考慮する.

図1：上室期外収縮の治療方針

RBBB＋LAD型であればCaチャネル遮断を主作用とする薬剤（ベラパミル・ジルチアゼム・ベプリジル），その他の波形であった場合，交感神経緊張の関係があればβ遮断薬，なければNaチャネル遮断薬を用いることになっています（図2）．ガイドラインにも記載されているように，症状が軽度であれば生活習慣の改善だけでいいと思いますが，症状が強い場合には薬物治療が必要となる場合もあります．そのような場合の選択肢の一つとして漢方薬を知っておいていただけると抗不整脈薬の副作用を心配する必要がなくなります．

　炙甘草湯は，歴史的に『復脈湯』と呼ばれ，脈の結滞や動悸・息切れに使われてきた薬です．脈が飛ぶ，動悸を感じる，息が切れる，咽や口が乾燥する，眠りが浅い，寝汗をかく…といった症状を使用目標として使います．この薬の面白いところは，そ

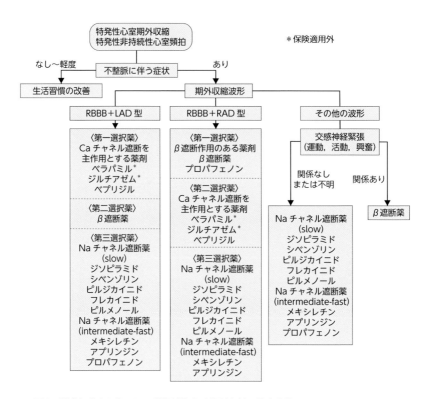

図2：基礎心疾患を伴わない（特発性）心室期外収縮の治療方針

の起源に関わらず期外収縮の数を減らす効果はそれほど強くないが，数が減っていなくても症状が緩和される…というところです．つまり，期外収縮が続いていても，動悸を感じにくくなるのです．

症 例	炙甘草湯が有効であった一例

症例：61歳，女性

主訴：動悸

現病歴：X-1年末より，心臓がドクンと打つような動悸を自覚するようになった．いつも感じるわけではないが，感じるときにはしばらく続き，不安になるためX年1月4日受診．普段から疲れやすく，便秘がち．

身体所見：身長158cm，体重50kg，血圧112/60mmHg，脈拍68/分（欠滞＋）

ホルター心電図：総心拍：100,235 拍，心室期外収縮：2,268 拍（単源性，5 連発あり）

心臓超音波検査：LVEF 68%，左室局所壁運動異常なし，有意な弁逆流なし，左室肥大なし

漢方診察所見：舌証：やや紅く，乾燥気味，脈証：細弱，結代あり，腹証：腹力はやや軟で，臍上悸あり

処方：炙甘草湯エキス顆粒　3 包（9.0 g）/毎食前

経過：無害性の心室期外収縮と判断しご本人と治療方針について相談したところ，まず漢方薬を試してみたいとのことであった．服薬開始 2 週間後の再診にて『動悸が治まった』と．4 週間後，ホルター心電図再検にて心室期外収縮は約 1,600 拍出現していたが，連発はなくなっていた．

　この薬にも副作用の可能性がないわけではありません．地黄（じおう）が入っているので，著しく胃腸が弱い人の場合には胃もたれや食欲不振，下痢などが生じる可能性があります．また，薬の名前にもなっている炙甘草（しゃかんぞう）は甘草を炒ったものですから，偽アルドステロン症のリスクはあります．しかし，患者さんにとって漢方薬は，治療薬の入り口として受け入れやすいものでもあり，西洋薬以外の選択肢を示してあげることは有意義といえるでしょう．

◉無害性期外収縮・動悸に対する漢方治療：アップストリーム治療として

①体力標準以上，季肋部の抵抗・圧痛があり，臍上部に動脈拍動を触れる人に
　は柴胡加竜骨牡蛎湯
　　さいこかりゅうこつぼれいとう

②体力低下があり，季肋部の抵抗・圧痛がなく，臍上部に動脈拍動を触れる人
　には桂枝加竜骨牡蛎湯
　　けいしかりゅうこつぼれいとう

③体力低下があり，季肋部の抵抗・圧痛があり，臍上部に動脈拍動を触れる人
　には柴胡桂枝乾姜湯
　　さいこけいしかんきょうとう

処方例

12 柴胡加竜骨牡蛎湯エキス顆粒 2～3包(5.0～7.5g)/日
さいこかりゅうこつぼれいとう

〈効能・効果〉比較的体力があり，心悸亢進，不眠，いらだち等の精神症状がある
ものの次の諸症：神経性心悸亢進症，高血圧症，動脈硬化症，慢性腎臓病　など
〈注意すべき生薬（1日量）〉黄芩 2.5g（→肝機能障害，間質性肺炎）

26 桂枝加竜骨牡蛎湯エキス顆粒 2～3包(5.0～7.5g)/日
けいしかりゅうこつぼれいとう

〈効能・効果〉下腹直腹筋に緊張のある比較的体力の衰えているものの次の諸症：
神経衰弱，陰萎　など
〈注意すべき生薬（1日量）〉甘草 2.0g（→偽アルドステロン症）

11 柴胡桂枝乾姜湯エキス顆粒 2～3包(5.0～7.5g)/日
さいこけいしかんきょうとう

〈効能・効果〉体力が弱く，冷え症，貧血気味で，動悸，息切れがあり，神経過敏
のものの次の諸症：神経症，不眠症，更年期障害，血の道症
〈注意すべき生薬（1日量）〉黄芩 3.0g（→肝機能障害，間質性肺炎），甘草 2.0g（→
偽アルドステロン症）

解　説

　無害性期外収縮に対するもう一つの漢方的アプローチとして，アップストリーム治
療があります．"アップストリーム治療"は心房細動治療における一つの考え方とし

て広まりましたが，不整脈の元（上流）にある高血圧，心筋虚血，弁膜疾患，心筋症などに対する治療を行うことを指します．漢方薬によるアップストリーム治療では，期外収縮の上流にある交感神経過緊張や，その原因となるストレスに対して漢方治療を行います．

　腹部診察（腹診）で，臍の上あたりに腹部大動脈の拍動を触知することを臍上悸といいますが（図3），この臍上悸があると交感神経過緊張状態であることを疑います．そのような場合には竜骨・牡蛎などの生薬が含まれた漢方処方を用います．竜骨はゾウやサイなど大型哺乳動物の化石，牡蛎は読んで字のごとくカキの貝殻です．これらは，精神安定の効果がある生薬とされていますが，それらを含む漢方薬を体質や腹診所見によって使い分けていきます．この治療は，期外収縮だけでなく，交感神経過緊張に伴う動悸にも応用できますから，ホルター心電図で明らかな不整脈は確認できないが動悸を訴えている…といったような症例に対しても使えます．ここで紹介する漢方薬をうまく使うことができれば，依存性の問題がある抗不安薬の処方を避けることが可能となります．

　まず，体力が標準以上あり，季肋部の抵抗・圧痛があれば柴胡加竜骨牡蛎湯を用います（図4）．腹診における季肋部の抵抗・圧痛を胸脇苦満と呼びますが，胸脇苦満は柴胡という生薬の入った薬（柴胡剤）を使う目安となる所見です．柴胡加竜骨牡蛎湯は，名前に柴胡という文字が入っているとおり柴胡剤の一種であり，竜骨と牡蛎の入った柴胡剤…ということになります．効能・効果にも，ヒステリー，心悸亢進，不眠，いらだちなどの言葉が並び，交感神経過緊張状態に効果が期待されることがイメー

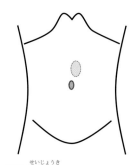

図3：臍上悸
・腹部大動脈の触知 → 交感神経過緊張

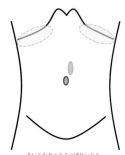

図4：柴胡加竜骨牡蛎湯
・体力標準以上
・季肋部の抵抗・圧痛（胸脇苦満）あり
・臍上部に動脈拍動を触れる（臍上悸）

ジできるのではないでしょうか．…前述しましたが，患者さんに『よく悪い夢をみる』と言われると，この薬を使ってみたくなります．黄芩が入っているため肝機能のチェックが必要ですが（〈漢方エキス製剤の基本〉の章の『POINT！◉問題なく服用できることが確認できたら長期処方 ➡ 副作用のチェックを忘れずに！』p7 参照），肝機能異常が起きなければ，効果の高い良い薬です．出典である傷寒論の記載には大黄が含まれていますが，ツムラのエキス製剤には大黄が入っていません．そのため効果が少し穏やかになっていますが，下痢しやすい人にも使いやすくなっています．他社のエキス製剤には大黄が入っていますので，患者さんの便秘の有無や症状の強さで使い分けるとよいでしょう．

症　例	柴胡加竜骨牡蛎湯が有効であった動悸の一例

症例：80 歳，女性

主訴：動悸，息切れ，胸部圧迫感

現病歴：X 年 7 月から体動時の動悸・息切れ・胸部圧迫感を自覚するようになった．近医で施行されたホルター心電図では有意な所見はないと言われたが，症状が持続するため 9 月 27 日当科へ受診．特に夜中のトイレ歩行時に胸部症状が出現することが多い．

既往歴：逆流性食道炎，片頭痛

家族歴：母：高血圧性脳出血

身体所見：血圧 190/100 mmHg，脈拍 76 回/分（整），SpO_2：98%，胸部聴診：異常なし

採　血：WBC 7,350/μL，Hb 15.8 g/dL，AST 22 U/L，ALT 20 U/L，LDH 192 U/L CK 92 U/L，BUN 16.8 mg/dL，Cr 0.61 mg/dL，K 4.4 mEq/L，CRP 0.17 mg/dL，HbA1c 6.8%，BNP 11.7 pg/mL

心電図：洞調律，73 bpm → 正常

心臓超音波検査：左室収縮能良好（LVEF 68%），局所壁運動異常なし，有意な弁逆流なし，左室肥大なし

ホルター心電図：心拍数 58-105/分（平均 74），総心拍：103,720 拍，心室期外収縮：20 拍（単発のみ），上室期外収縮：60 拍（連発なし），Pause なし

考察：初診時の血圧が 190/100 mmHg と高値であり，一過性血圧上昇に伴う高血圧緊急症を疑った．片頭痛があるため，Ca 拮抗薬はロメリジン 10 mg/朝夕食後とし，アジルサルタン 20 mg/朝食後を併用とした．

経過 1：上記処方により家庭血圧 130-140 mmHg となったが，体動時の胸部症状が持続す

るため，冠動脈精査も含め入院とした．

心臓カテーテル検査：冠動脈に有意狭窄なし，冠攣縮誘発も陰性

経過2：カテーテル検査の結果から虚血性心疾患による胸部症状は否定された．また，入院中に生じた胸部症状の際の血圧，脈拍，心電図に異常所見を認めず，精神的要素による症状が疑われた．そこで漢方薬による治療を行うこととした．

処方：柴胡加竜骨牡蛎湯エキス顆粒　3包(7.5g)/毎食前

漢方診察所見：腹力充実，胸脇苦満あり，臍上悸あり

経過3：4週間後の再診時，『おかげで胸の症状が治まりました』とのこと．以後，2包/朝夕食前 → 1包/夕食前に減量．たまに動悸を感じることはあるものの，概ね落ち着いている．

　80歳の女性に柴胡桂枝乾姜湯ではなく柴胡加竜骨牡蛎湯？…という疑問を感じられる方もいらっしゃるかと思いますが，この方はかなりがっちりした体型で胸部症状もかなり強かったため，柴胡加竜骨牡蛎湯を選択しました．胸脇苦満と臍上悸もしっかりありました．

　次に，体力低下があり，季肋部の抵抗・圧痛がない場合は桂枝加竜骨牡蛎湯を使います（図5）．柴胡加竜骨牡蛎湯と似た名前ですが，お察しのとおり柴胡剤ではありません．構造的には，虚弱な人の風邪に用いる桂枝湯に竜骨・牡蛎を加えた処方となっており，体力低下気味で神経衰弱傾向のある人の動悸に用いるものとイメージしていただくとよいでしょう．柴胡剤に入っていることの多い黄芩も入っていませんので，肝機能異常の心配はありません．

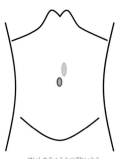

図5：桂枝加竜骨牡蛎湯
・体力低下あり
・季肋部の抵抗・圧痛（胸脇苦満）なし
・臍上部に動脈拍動を触れる（臍上悸）

症　例	**桂枝加竜骨牡蛎湯が有効であった一例**

症例：34歳，男性

主訴：動悸，息切れ

現病歴：X 年初め頃より，軽労作でも動悸・息切れを自覚するようになった．近医循環器内科で精査を受けたが，特に異常はないと言われた．動悸を感じ始めるとしばらく続き，動けなくなるため漢方治療希望で 3 月 4 日受診.

身体所見：身長 178 cm，体重 58 kg，血圧 112/70 mmHg，脈拍 110/ 分（整，結滞なし）

漢方診察所見：腹診：腹力はやや軟，胸脇苦満なし，臍上悸あり

処方：桂枝加竜骨牡蛎湯エキス顆粒　3 包（7.5 g）/毎食前

経過：循環器の精査は問題なかったとのことで，当科での精査は施行せず．かなりひょろひょろの痩せ型で，腹診にて臍上悸はあるが胸脇苦満は認めなかったことから桂枝加竜骨牡蛎湯を処方した．2 週間後，『少し良くなってきた』とのことで，7.5 g から 10 g/日へ増量．4 週間後，『かなり落ち着いた』．6 ヵ月後，『月に一回くらい動悸を感じることがあるがずいぶん良い』とのことで 7.5 g/日へ減量．その後，さらに 6 ヵ月かけて 5.0 g → 2.5 g/日と減量し，完治に至った.

　最後に…体力低下があり，季肋部の抵抗・圧痛がある人には柴胡桂枝乾姜湯を用います（図 6）．この薬には牡蛎が入っていますが，竜骨は入っていません．柴胡加竜骨牡蛎湯に近い腹診所見だが全体的にその程度が弱く，体力低下がある人に用いる…そんなイメージで考えて下さい.

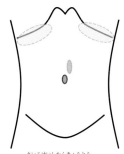

図 6：**柴胡桂枝乾姜湯**（さいこけいしかんきょうとう）
・体力低下あり
・季肋部の抵抗・圧痛（胸脇苦満）あり
・臍上部に動脈拍動を触れる（臍上悸）

症　例	**柴胡桂枝乾姜湯が有効であった一例**

症例：57 歳，女性

主訴：動悸

現病歴：X-1 年 A 病院にて心房細動に対してアブレーションを受けたが，動悸（心臓がひっくり返ったような感じがしたり，急に脈が速くなるなど）が続いている．ホルター心電図検査は何度も受けたが，心房細動の再発はない．期外収縮に対してエチゾラム

とビソプロロール貼付剤を処方されているが効果がないため，漢方治療を希望され X 年 11 月 5 日受診（担当医からの情報提供書あり）．

身体所見：身長 160 cm，体重 48 kg，血圧 115/73 mmHg，脈拍 59/分（整，欠滞なし）

採血：WBC 7,350/μL, Hb 14.1 g/dL, AST 20 U/L, ALT 15 U/L, γGTP 17 U/L, BUN 12.8 mg/dL, Cr 0.56 mg/dL, K 4.3 mEq/L, CRP 0.01 mg/dL, HbA1c 5.1%, TSH 2.91 μIU/mL, fT4 1.38 ng/dL, BNP 68.6 pg/mL

心電図：洞調律，65 bpm，clockwise rotation，3 分記録で上室期外収縮 2 連発あり

心臓超音波検査：LVEF 70%，左室局所壁運動異常なし，E/A 1.0, E/e′ 6.5，有意な弁逆流なし，左室肥大なし

漢方診察所見：腹力はやや軟弱，両側胸脇苦満あり，臍上悸あり

処方：柴胡桂枝乾姜湯エキス顆粒　2 包（5.0 g）/朝夕食前

経過：アブレーションを行った担当医も期外収縮に伴う症状のコントロールがつかず困っておられる様子であった．華奢な体格でお腹の緊張度も弱く，体力低下ありと判断．腹診所見から柴胡桂枝乾姜湯とした．2 週間の服用で症状の緩和を認め，初診から 6 週間後の再診時にも『効いている』とのことであったが，同日の採血にて ALT 39，γGTP 116 への上昇を認めていたことから黄芩による肝機能障害を疑い，四逆散（しぎゃくさん）エキス顆粒 2 包＋桂枝加竜骨牡蛎湯（けいしかりゅうこつぼれいとう）エキス顆粒 2 包へ変更．8 週後の採血にて ALT 15，γGTP 19 に改善し，動悸に対する効果は変わらず続いていた．

　この症例では，有効であった柴胡桂枝乾姜湯を肝機能障害のため四逆散＋桂枝加竜骨牡蛎湯に変更しました．これは，柴胡剤＋竜骨・牡蛎のパターンで治療したいが肝障害が出てしまった…という場合の代替案として用いる処方です（〈胸痛・虚血性心疾患〉の章の『POINT！◉冠攣縮性狭心症難治例の漢方治療』，**症例：四逆散＋桂枝加竜骨牡蛎湯が有効であった一例**（p69 参照））．四逆散は，柴胡剤の中で唯一黄芩を含まない処方となっていますので，胸脇苦満があるのに黄芩が合わない患者さんにも使うことができる便利な処方です．

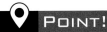

◉若い女性の動悸，胸部不快には駆瘀血剤・柴胡剤を考える

  ➡ 生理周期に関連して症状が出現する場合：駆瘀血剤

  ➡ イライラ・精神不安などストレスの関与が疑わしい場合：柴胡剤

処方例

生理周期に関連して出現する症状に…まずは
25 桂枝茯苓丸エキス顆粒 3包(7.5 g)/毎食前
〈効能・効果〉体格はしっかりしていて赤ら顔が多く，腹部は大体充実，下腹部に抵抗のあるものの次の諸症：月経不順，月経困難，更年期障害(頭痛，めまい，のぼせ，肩こり等)，冷え症，打撲症　など
〈注意すべき生薬(1日量)〉なし

生理周期に関連して出現する症状に…むくみやすい場合
23 当帰芍薬散エキス顆粒 3包(7.5 g)/毎食前
〈効能・効果〉筋肉が一帯に軟弱で疲労しやすく，腰脚の冷えやすいものの次の諸症：動悸，貧血，月経不順，月経困難，更年期障害(頭重，頭痛，めまい，肩こり等)，脚気，心臓弁膜症　など
〈注意すべき生薬(1日量)〉当帰 3.0 g(→消化器症状)

イライラ・精神不安を伴う場合…胸脇苦満があれば
35 四逆散エキス顆粒 3包(7.5 g)/毎食前
〈効能・効果〉比較的体力のあるもので，大柴胡湯と小柴胡湯の中間証を表すものの次の諸症：神経質，ヒステリー，胆嚢炎，胃炎　など
〈注意すべき生薬(1日量)〉甘草 1.5 g(→偽アルドステロン症)

イライラ・精神不安を伴う場合…更年期障害，多愁訴であれば
24 加味逍遙散エキス顆粒 3包(7.5 g)/毎食前
〈効能・効果〉体質虚弱な婦人で肩がこり，疲れやすく，精神不安などの精神神経症状，ときに便秘の傾向のある次の諸症：月経不順，虚弱体質，月経困難，冷え症，更年期障害，血の道症
〈注意すべき生薬(1日量)〉甘草 1.5 g(→偽アルドステロン症)，当帰 3.0 g(→消化器症状)，山梔子 2.0 g(→特発性腸間膜静脈硬化症)

　ここでは，若い女性の動悸・胸部不快に対する漢方治療について説明します．『若い女性』というのは概ね十代後半〜五十代の女性をイメージして下さい．われわれ循環器内科医が『おそらく重大な心疾患はないだろうなぁ…』と想像しながら，原因検索を行う対象です．あっさり鉄欠乏性貧血や甲状腺機能亢進症が見つかってくれたら治療できるのですが，異常が見つからない場合も多々ありますね．ストレス性？　自律神経失調？　更年期障害？…いずれにせよ，『心療内科/婦人科に紹介しましょう』という前に，漢方を考えてみましょう．

　まず，生理周期に関連して動悸や胸部不快が出現する場合には駆瘀血剤（くおけつざい）の処方を考えます．駆瘀血剤は，血液の停滞・滞りを意味する瘀血（おけつ）の状態を改善させる薬です．動悸に関わらず，女性の月経困難や生理周期に関連して起こる体の不調は，駆瘀血剤で治療します．どの駆瘀血剤を選択するかについては，表1に記した各処方の特徴を参考にしていただくとよいのですが，中でも標準薬である桂枝茯苓丸（けいしぶくりょうがん），むくみやすい人向けの当帰芍薬散（とうきしゃくやくさん）は副作用も起こりにくいので知っておくと便利です．軽い感じで『ちょっと飲んでみますか？』と言っても問題なく，かつ効果も出やすい薬なので，試してみて欲しいですね．

　当帰芍薬散は，補血＋駆瘀血作用を有する芍薬（しゃくやく），当帰（とうき），川芎（せんきゅう）と，利水作用を有する茯苓（ぶくりょう），朮（じゅつ），沢瀉（たくしゃ）で構成されており，血の不足と瘀血を改善しつつ，水の滞り・水余りによる浮腫も改善します．生理周期に伴って出現する動悸・むくみなどの症状には，まず第一選択と考えてよいでしょう．

表1：駆瘀血剤（くおけつざい）

処方	適応患者の特徴	生薬の注意点
桂枝茯苓丸（けいしぶくりょうがん）	標準薬，更年期障害あり	特になし
当帰芍薬散（とうきしゃくやくさん）	貧血気味，色白，むくみやすい	当帰（とうき）による胃もたれなど
桃核承気湯（とうかくじょうきとう）	便秘，のぼせ，肩こり，イライラがある	大黄（だいおう）による下痢
加味逍遙散（かみしょうようさん）	多彩な症状の訴えあり，不定愁訴	山梔子（さんしし）による特発性腸間膜静脈硬化症，当帰（とうき）による胃もたれなど，甘草（かんぞう）による偽アルドステロン症
女神散（にょしんさん）	めまい，のぼせ，精神不安がある	当帰（とうき）による胃もたれなど，黄芩（おうごん）による肝障害
温経湯（うんけいとう）	手足のほてりや唇の乾燥がある	当帰（とうき）による胃もたれなど

症例：49歳，女性

主訴：動悸

現病歴：半年くらい前から，生理前に胸がザワザワするような動悸を感じる．最近生理が不順になっており，婦人科でそろそろ更年期だと言われたが，ホルモン治療は望んでいない．漢方治療を希望して当科受診．むくみは感じない．足先は冷える．便秘なし．

身体所見：血圧124/66mmHg，脈拍68/分（整，欠滞なし），下腿浮腫なし

採血：WBC 6,530/μL，Hb 13.1g/dL，K 4.4mEq/L，CRP 0.08mg/dL，TSH 2.20μIU/mL，fT4 1.42ng/dL，BNP 12.0pg/mL

心電図：洞調律，68 bpm，正常 → 3分記録で不整脈なし

処方：桂枝茯苓丸エキス顆粒　3包（7.5g）/毎食前

経過：生理周期に関連して出現する動悸で，浮腫傾向は認めなかった．BNP正常範囲内であり，不整脈があるとしても重篤なものではないと思われた．初診日に桂枝茯苓丸を処方．4週後の再診までに一度生理があったが，いつも感じる動悸が軽かったと．8週後の再診時，動悸を感じなくなったとのことであった．

　次に，イライラや精神不安があり，ストレスの関与が強く疑われる動悸に対しては柴胡剤を用います（表2）．柴胡剤については，前項で柴胡加竜骨牡蛎湯と柴胡桂枝乾姜湯，そして最後に少しだけ四逆散を紹介しましたが，ここで改めて四逆散について説明します．

　四逆散は，〈胸痛・虚血性心疾患〉の章の『POINT!●冠攣縮性狭心症難治例の漢方治療 ➡ まずは四逆散と桂枝茯苓丸の併用を』（p65）でも紹介したように，肝気鬱結（感情が外に発散されず内にうっ積した結果，イライラや神経症状，胃腸症状を生じた状態）に対する基本処方です．柴胡剤は単に柴胡を含む漢方薬の総称という訳ではなく，通常『柴胡＋黄芩』という

表2：**柴胡剤**

処方	腹力・胸脇苦満の程度	生薬の注意点
大柴胡湯	強	黄芩による肝障害，大黄による下痢
柴胡加竜骨牡蛎湯	強	黄芩による肝障害，（大黄による下痢*）
四逆散	中	甘草による偽アルドステロン症
小柴胡湯	中	黄芩による肝障害，甘草による偽アルドステロン症
柴胡桂枝湯	弱	黄芩による肝障害，甘草による偽アルドステロン症
柴胡桂枝乾姜湯	弱	黄芩による肝障害，甘草による偽アルドステロン症

*メーカーによっては大黄含有なし

組み合わせを有する処方を意味するのですが，四逆散だけは例外的に黄芩を含んでいないにもかかわらず柴胡剤に分類されています．黄芩は肝機能障害を引き起こす可能性があるため注意が必要ですが，四逆散は黄芩を含みませんので長期処方を考える場合でも安心です（甘草は含みますから偽アルドステロン症のチェックは必要です）．柴胡剤を使う目安となる腹診所見は胸脇苦満（両側季肋部の抵抗・圧痛）ですが，四逆散を選ぶ腹診所見としてもう一つ確認したいのが腹直筋攣急です（図7）．患者さんに仰臥位になってもらい，脚を伸ばした状態のまま脱力してもらいます．そこで精一杯お腹の力を抜いてもらうように促すのですが，腹直筋の緊張が抜けず，本人は脱力したつもりでも腹直筋が

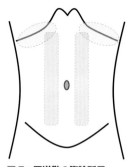

図7：四逆散の腹診所見
・両側胸脇苦満
・腹直筋攣急
・竹の字2つの所見を図示すると『竹』の文字に見えることから竹の字と呼ばれる

筋張って緩まない…その状態が腹直筋攣急です．若い女性の動悸や胸部不快で胸脇苦満（＋腹直筋攣急）があれば是非四逆散を試してみて下さい．

　続いて紹介する薬は加味逍遥散です．加味逍遥散は，更年期障害や女性の不定愁訴に用いられることの多い処方ですから，名前は聞いたことある…という方も多いのではないでしょうか．江戸後期の名医百々漢陰の著書『漢陰臆乗』に『此方は婦人一切の申分に用いてよく効く』と書かれている薬です．…女性の不定愁訴にはこれが効く…ということですね．加味逍遥散は駆瘀血剤の一種ですが，柴胡が入っていることから，柴胡剤の効果も期待できる駆瘀血剤…という位置づけになります（表1）．精神不安，イライラ，不眠などの訴えがあるが四逆散が効かなかった場合や，更年期障害に伴う動悸で多愁訴の場合にはこの処方を用いるとよいでしょう．加味逍遥散が合うと感じた患者さんは比較的長期の服用になることが多いのですが，山梔子という生薬を含有しているため注意が必要です．山梔子を含む漢方薬の長期に渡る服用によって特発性腸間膜静脈硬化症という病気を発症する可能性が指摘されているのです[2]．特発性腸間膜静脈硬化症はまれな副作用ですが，重症例では腸管切除術に至った症例もあるため，2年以上服用する場合には腹部CTなどで腸間膜静脈石灰化の有無を確認したほうがよいでしょう．

文　献

1)　日本循環器学会：不整脈薬物治療に関するガイドライン（2009年改訂版）．
　　http://www.j-circ.or.jp/guideline/pdf/JCS2009_kodama_h.pdf（2019年10月閲覧）
2)　岩下明徳：特発性腸間膜静脈硬化症（idiopathic mesenteric phlebosclerosis）．胃と腸 44：135-136, 2009

奔豚気病
（ほんとんきびょう）

📍 POINT!

◉原因がはっきりしない発作性の頻脈・動悸・血圧上昇は奔豚気（ほんとんき）を疑う

➡ まず奔豚気病を疑うことが不要な抗不安薬処方を減らす

解 説

　奔豚気病（ほんとんきびょう）については，『続・循環器医が知っておくべき漢方薬—患者満足度を上げる次の一手』[1) の p62～65 でも紹介しましたが，初めて耳にする病名だと思われる方も多いのではないでしょうか．奔豚気は，気逆（きぎゃく）と呼ばれる『気』の異常の一種で，不安感が腹部を起点として胸に向かって突き上がり，発作的な動悸や頻脈を伴います．奔豚気病について記載されている金匱要略（きんきようりゃく）には次のように記載されています．

　『奔豚病，従少腹起，上衝咽喉，発作欲死，復還止，皆従驚恐得之』

　漢文ではわかりにくいですが，『奔豚という病気は，（気が）下腹部から咽喉部に上衝し，発作時には死ぬほど辛いが直ちに止む．これは驚きや恐怖から引き起こされたものである』という内容が書かれています．イメージできますか？

　実際に，私が奔豚気病と診断した患者さんの多くは，発作時の状況を『ムズムズするような感覚がお腹から胸に向かって上がってきて，それから動悸が始まる』と表現されます．この感覚は体験した人にしかわからないのだと思いますが，表現しやすいようにこちらから誘導してあげると『そんな感じ！』と言われ，やっとわかってくれる人がいた…というような顔をされます．緊張する状況でもなく，とびきり嬉しいことがあったわけでもないのに，あたかもその状況で感じるような感覚（感情）が湧き上がってくる…という感じです．

　実際に患者さんが表現された言葉を紹介しますと…

"みぞおちから胸のあたりがジワ～っと熱くなり，それからドキドキが始まる"

"上腹部に熱い球みたいなものがあらわれて，それが胸に上がってくる"

"突然，胸の真ん中にタバスコを撒かれたような感覚があり，そこからソワソワ，ド

キドキが止まらなくなる”
などがありました.

　いかがですか？ そんな症状を訴えた患者さん，頭に浮かびませんでしたか？ 昔の人はその感覚を『お腹から胸に向かって，奔るイノシシ（豚）のように，気が上ってくる』と表現し，奔豚気病という病名になったようです．先程紹介した条文の中に『皆従驚恐得之』という記載がありましたが，『奔豚気病は驚きや恐怖から引き起こされる』ということを意味します．江戸時代の名医・津田玄仙は著書『療治経験筆記』の中で，奔豚気病治療薬の解説として，『物に驚くか，恐ることにあふてそれから発りたると言ふ時は此方極て効あり』と記しています．そして，具体的な発症のきっかけとなった出来事として，①火事にあった，②子供が血を吐いた，③祈祷師の声が高かったという3症例を示しています．時代は流れて…2014年の論文に記載されていた奔豚気の原因は，家族の病気，癌の手術後，耳鼻科の術後，婦人科手術，仕事のストレス，難聴，月経，化学物質などでした[2]．驚き，恐怖などの精神的負荷に対する忍容性には個人差がありますから，『そんなことで？』というようなことも，患者本人にとっては大きなストレスになりえるのでしょう．実際の患者さん達から話を聞くと，明らかな誘引や引き金と思えるような精神的負荷が見当たらない場合もあります．江戸時代と現代できっかけの違いこそあれ，奔豚気病という病気（病態）は存在しています．まずは医療者が奔豚気病の存在を認識することが重要です．

　奔豚気病発症の機序に関しては，発作時における血中エピネフリン epinephrine（Epi），ノルエピネフリン norepinephrine（NE）濃度の一過性上昇が報告されています[3]．胃管を通じて胃の中に空気を注入することで奔豚気類似病態を誘発し，発作前・中・後の血中 Epi，NE 濃度を観察した研究によると，奔豚気病の患者では Epi・NE ともに変化しない症例と増加を認める症例があり，増加を認める症例においては，Epi または NE 単独で増加，両方とも増加，負荷前から NE が高いなどのパターンをとるということが示されています[4]．奔豚気病を疑った症例全員に『胃管を挿入し空気を注入』という負荷検査を行うことは現実的でありませんので，症状出現のパターンを病歴・訴えから読み取ることが，奔豚気病診断には最も重要となります．症状としてまず『不安感が腹部を起点として胸に向かって突き上がり』，その後『発作的な動悸や頻脈，血圧上昇を伴う』ということを知っていれば，とりあえず『抗不安薬で様子をみる』ということを減らすことができるのではないかと思います[5]．

◉奔豚気病の治療

➡ まず苓桂朮甘湯＋甘麦大棗湯

➡ 顔が赤くなり，のぼせた感じになる場合は苓桂朮甘湯＋桂枝加竜骨牡蛎湯

処方例

苓桂甘棗湯の代用処方として…苓桂朮甘湯＋甘麦大棗湯

39 苓桂朮甘湯エキス顆粒 2包(5.0g)/日

〈効能・効果〉めまい，ふらつきがあり，または動悸があり尿量が減少するものの

次の諸症：神経質，ノイローゼ，めまい，動悸，息切れ，頭痛

〈注意すべき生薬(1日量・2包)〉甘草 1.33g(→偽アルドステロン症)

72 甘麦大棗湯エキス顆粒 2包(5.0g)/日

〈効能・効果〉夜泣き，ひきつけ

〈注意すべき生薬(1日量・2包)〉甘草 3.33g(→偽アルドステロン症)

桂枝加桂湯の代用処方として…苓桂朮甘湯＋桂枝加竜骨牡蛎湯

39 苓桂朮甘湯エキス顆粒 2包(5.0g)/日

〈効能・効果〉めまい，ふらつきがあり，または動悸があり尿量が減少するものの

次の諸症：神経質，ノイローゼ，めまい，動悸，息切れ，頭痛

〈注意すべき生薬(1日量・2包)〉甘草 1.33g(→偽アルドステロン症)

26 桂枝加竜骨牡蛎湯エキス顆粒 2包(5.0g)/日

〈効能・効果〉下腹直腹筋に緊張のある比較的体力の衰えているものの次の諸症：

小児夜尿症，神経衰弱，性的神経衰弱，遺精，陰萎

〈注意すべき生薬(1日量・2包)〉甘草 1.33g(→偽アルドステロン症)

解 説

　奔豚気の病態に対する治療薬は，生薬配合が異なる処方が複数存在しており，病態の違い，症状に合わせて使い分けが行われてきました．金匱要略に記載されている3つの処方を表1に挙げましたが，それ以外にも出典の異なるいくつかの処方が存在しています．しかし，まずはこの3種類を知っておけば十分だと思います．苓桂甘棗湯，桂枝加桂湯，奔豚湯，いずれも医療用エキス製剤が存在していませんので，既存のエキス製剤を組み合わせて代用処方を作ります．

表 1：奔豚気病の治療薬

苓桂甘棗湯（桂枝・甘草・大棗・茯苓）

原因：腎による水の制御不能
症状：動悸・臍下悸
エキス製剤での代用：苓桂朮甘湯 2 包＋甘麦大棗湯 2 包/分 2（朝夕食前）

桂枝加桂湯（桂枝・甘草・生姜・大棗・芍薬）

原因：水の不足
症状：顔が赤くなり，のぼせる
エキス製剤での代用：苓桂朮甘湯 2 包＋桂枝加竜骨牡蛎湯 2 包/分 2（朝夕食前）

奔豚湯（葛根・甘草・生姜・半夏・芍薬・当帰・川芎・李根皮・黄芩）

原因：水の不足＋瘀血
症状：往来寒熱
エキス製剤での代用：葛根湯 2 包＋小柴胡湯 2 包＋四物湯 2 包/分 2（朝夕食前）

症例　奔豚気病の一例

症例：47 歳，女性

主訴：発作的な頻脈と血圧上昇

現病歴：1 週間前より夜になると動悸・息切れを感じ，頭がホワーっとする．普段の収縮期血圧は 120 mmHg 前後だが，そのときは血圧が 150 mmHg 台に上昇し，脈拍も 100 回/分程度に上がっている．X 年 3 月 31 日，循環器外来受診．

既往歴：子宮頸癌術後，4-5 年前：頻脈のため他院にてホルター心電図や心筋シンチを受けたが，特に異度常指摘されず．

身体所見：休温 36.3℃，血圧 144/89 mmHg，脈拍 108 回/分：整，酸素飽和度 99%，胸腹部：異常なし

採血：WBC 5,850/μL, Hb 11.7 g/dL, AST 10 U/L, ALT 9 U/L, γGTP 17 U/L, BUN 9.3 mg/dL, Cr 0.5 mg/dL, K 3.9 mEq/L, CRP 0.04 mg/dL, HbA1c 5.1 %, TSH 3.6 μIU/mL, fT4 1.5 ng/dL, 血漿レニン活性（PRA）1.2 ng/mL/hr, 血漿アルドステロン濃度（PAC）70.5 pg/mL, アドレナリン 42 pg/mL, ノルアドレナリン 172 pg/mL, ドパミン 5 以下 pg/mL

心電図：洞調律，102 bpm → 洞性頻脈のみ

ホルター心電図：HR 53-110/分（平均 75），総心拍数 105,682 拍，心室期外収縮 60 拍，上室期外収縮 5 拍, pause 0

考察：初診時の心電図でも洞性頻脈の傾向があり，診察室血圧も若干高めであったが，貧

血はなく，安静臥床30分後のカテコラミン3分画にも異常はみられなかった．検査
結果を踏まえ，頻脈＋血圧上昇時の状況や様子をさらに詳しく聴取すると，『動悸が
始まる前に，"宝くじが当たった！"というときのようなムズムズ・ソワソワする感
覚が，下腹部から背中に向かって上がってくる』とのこと．症状から奔豚気病と判断
し，苓桂甘棗湯の代用処方として下記処方とした．

処方：苓桂朮甘湯エキス顆粒（5.0g）2包
　　　　甘麦大棗湯エキス顆粒（5.0g）2包/朝・夕食前

経過：4月14日再診．診察室血圧135/82mmHg，脈拍75回/分（整）．家庭血圧は120台
　　　　に落ち着き，動悸・息切れも消失．ムズムズ感はたまに感じるが許容範囲内…となっ
　　　　ていた．5月12日再診．診察室血圧132/80mmHg，脈拍80回/分（整）．頻脈，動悸，
　　　　ムズムズ感いずれもなし．効果を実感されており，服用継続を希望された．

　本症例では，下腹部から背中に向かって上がってくるムズムズ感，発作性血圧上昇
と心拍数増加などから，奔豚気病と診断しました．引き金となった精神的負担は，出
来事（イベント）としてはこれといったものはありませんでしたが，ご本人が苦しん
でいた更年期障害が疑われました．30分安静後のカテコラミン濃度上昇はありませ
んでしたが，初診時に診察室血圧上昇，頻脈傾向を認めていたことからも，発作時に
は一過性の血中カテコラミン濃度上昇が起きていたと想像します．

　奔豚気病は，医療者側がそのような病態があることを知らないために気付かれにく
く，自律神経失調症やパニック障害と診断されている可能性があります．また，『気
がお腹から胸に上がってくる』という前駆症状がはっきりせず，突然の血圧上昇，頻
脈で発症するものもあるため，医療者側が意識していても診断に至りにくいこともあ
ると思います．しかし，こちらがその存在を知り，『もしかしたらこの症状は奔豚気
病かも』と疑うことによって，不要なベンゾジアゼピン処方を減らすことができるか
もしれません．まずは奔豚気病という疾患概念の存在，そして治療として漢方薬があ
ることを知っていただけたらと思います．

　…余談ですが，身体的・精神的ストレスを誘因として発症し，血中カテコラミン濃
度上昇が指摘されている…といえば，たこつぼ型心筋症を思い出しませんか？私は，
奔豚気病の極型がたこつぼ型心筋症なのではないか…と考えています．つまり，誘引
となるストレスが比較的軽い，またはカテコラミン上昇の程度も比較的軽度であれば，
奔豚気病を疑うような症状が現れるが，ストレスが強く，血中カテコラミン上昇も著

しい場合は心筋傷害が生じ，たこつぼ型心筋症に至る場合がある…という推測です．奔豚気病の場合，誘因となるイベントがあった後，繰り返し発作性に動悸，頻脈などが起こります．一方，たこつぼ型心筋症は再発率 10% といわれています[6]．そのあたりに違いはありますが，奔豚気病の治療処方によって，たこつぼ型心筋症の治療経過が改善し，再発予防につながる可能性もあるのではないか…と密かに思ったりもしています．

文　献

1) 北村　順：続・循環器医が知っておくべき漢方薬―患者満足度を上げる次の一手，文光堂，東京，62-65，2017
2) 森裕紀子ほか：『金匱要略』奔豚湯が有効だった 2 例と臨床的特徴の検討．日東医誌 65：302-308，2014
3) 土佐寛順ほか：奔豚気病に関する一考察（Ⅱ）―奔豚気病の病態生理的側面―．日東医誌 38：11-16，1987
4) 寺澤捷年ほか：奔豚気病に関する一考察（Ⅲ）―奔豚誘発試験による病型分類―．日東医誌 38：17-23，1987
5) 寺澤捷年ほか：奔豚気病に関する一考察（Ⅰ）―奔豚気病の治療経験と文献的考察―．日東医誌 38：1-10，1987
6) 吉川　勉：Ⅱ. 二次性心筋症を見逃さない 3. たこつぼ型心筋症．日内会誌 103：309-315，2014

高血圧

◎漢方薬に確実な降圧効果は求めない ➡ 降圧薬のほうが確実
◎漢方薬は高血圧随伴症状に有効である
◎慢性腎臓病合併高血圧症には七物降下湯を
◎降圧薬の副作用対策として漢方薬を用いる

処方例

15 黄連解毒湯エキス顆粒 2～3包(5.0～7.5g)/日
〈効能・効果〉比較的体力があり，のぼせぎみで顔色赤く，イライラする傾向のある次の諸症：高血圧，不眠症，鼻出血，ノイローゼ，胃炎，二日酔，血の道症，めまい，動悸，湿疹・皮膚炎，皮膚瘙痒症
〈注意すべき生薬（1日量）〉黄芩 3.0g(→肝機能障害)，山梔子 2.0g(→特発性腸間膜静脈硬化症)

46 七物降下湯エキス顆粒 2～3包(5.0～7.5g)/日
〈効能・効果〉高血圧に伴う随伴症状（のぼせ，肩こり，耳なり，頭重）
〈注意すべき生薬（1日量）〉当帰 4.0g，地黄 3.0g(→消化管症状など)

解 説

　効能・効果に『高血圧』と記載されている医療用漢方エキス製剤は7種類（八味地黄丸，大柴胡湯，柴胡加竜骨牡蛎湯，黄連解毒湯，真武湯，釣藤散，大承気湯）あります．頭に血が上って赤い顔をした人に合う黄連解毒湯から，新陳代謝が落ちて冷え，青白い顔をしている人の薬である真武湯まで…7種類の処方をみると，今のように強力な降圧薬がなかった時代に，体質に合わせた漢方薬で治療を行っていたことがわかります．それぞれの処方の適応となる患者像をイメージして処方することができれば，少なくとも不都合はないだろう…と考えることもできますが，確実な降圧効果

という点で現代の降圧薬には敵いません。やはり令和の時代になって漢方薬だけで高血圧症治療を行うことには無理がありますね。上記の7処方を体質に合わせて服用した結果，そういえば最近血圧が落ち着いたなぁ…というくらいの効果を期待するのが妥当でしょう。

一方で，高血圧の随伴症状については漢方薬の効果が期待できるという論文が発表されています。

報　告	TJ-15 ツムラ黄連解毒湯の高血圧症随伴症状に対する二重盲検比較試験

（文献 1）より）

登録症例数：265 例

除外項目：漢方医学的に寒・虚証（体力虚弱，体質虚弱，体力の低下した人）と考えられる患者

結果：黄連解毒湯投与による血圧降下に有意差は示されなかったが，のぼせ，興奮，精神不安，顔面紅潮，頭重，頭痛，肩こり，めまい，全身倦怠感などの高血圧随伴症状に有効であることが証明された。

実際に，黄連解毒湯は高血圧随伴症状によく効くのですが，黄連解毒湯以外にも『高血圧の随伴症状』という効能・効果をもつ漢方薬が5種類（七物降下湯，桃核承気湯，防風通聖散，通導散，三黄瀉心湯）あります。それぞれの処方の特徴を簡単に紹介すると以下のとおりとなります。参考にしてみて下さい。

- 黄連解毒湯；のぼせやすく，赤ら顔でいらいらしやすい人に（便秘なし）
- 七物降下湯；慢性腎臓病がある人に
- 桃核承気湯；便秘があり，のぼせ，肩こりなどがある人に
- 防風通聖散；太鼓腹の肥満，便秘がある人に
- 通導散；便秘があり，のぼせ，いらいら，不眠などが強い人に
- 三黄瀉心湯；のぼせやすく，赤ら顔でいらいらしやすい人に（便秘あり）

七物降下湯については，〈漢方エキス製剤の基本〉の章の『POINT！●腎機能改善を期待して処方するなら防已黄耆湯，七物降下湯を』（p10）でもご紹介しましたが，高血圧症治療中で腎機能低下もある症例，腎硬化症に伴う高血圧症患者に対しては是非処方を考えてもらいたい薬です。使い方としては，単純に降圧薬に併用するだけでOKです。多くの症例で血清クレアチニン値が下がるため，腎機能を気にしながら薬

を処方していくストレスが軽減されます．患者さんはもちろん，処方しているわれわれも嬉しくなる処方です．

 POINT!

◎循環器疾患治療薬（降圧薬）の副作用対策として漢方薬を用いる

処方例

β遮断薬による副作用に…
30　真武湯エキス顆粒　2〜3包(5.0〜7.5g)/日
〈効能・効果〉心臓弁膜症，心不全で心悸亢進，ネフローゼ，高血圧症　など
〈注意すべき生薬（1日量）〉なし

Ca拮抗薬によるのぼせ・火照りに…
15　黄連解毒湯エキス顆粒　2〜3包(5.0〜7.5g)/日
〈効能・効果〉比較的体力があり，のぼせぎみで顔色赤く，イライラする傾向のある次の諸症：高血圧，不眠症，鼻出血，ノイローゼ，胃炎，二日酔，血の道症，めまい，動悸，湿疹・皮膚炎，皮膚瘙痒症
〈注意すべき生薬（1日量）〉黄芩 3.0g(→肝機能障害)，山梔子 2.0g(→長期服用で特発性腸間膜静脈硬化症)

Ca拮抗薬による浮腫に…
17　五苓散エキス顆粒　2〜3包(5.0〜7.5g)/日
〈効能・効果〉浮腫，めまい，頭痛，ネフローゼ，糖尿病　など
〈注意すべき生薬（1日量）〉なし

解　説

〈高血圧〉の章の最後に，循環器疾患治療薬による副作用対策として漢方薬を用いることについて述べておきたいと思います．『循環器医が知っておくべき漢方薬』[2] でも紹介しましたが，西洋薬の副作用軽減目的で漢方薬を使うという考え方を知っておくと，標準治療を継続できる可能性が高くなるため，非常に有益です．

例えば，収縮機能障害による心不全 heart failure with reduced ejection fraction (HFrEF) 症例に対するβ遮断薬．生命予後改善を期待される薬ですから，可能な限

り処方継続したい薬です[3]. しかし，実際には β 遮断薬特有の副作用である，手足の冷え，倦怠感・脱力感，ふらつき，めまいなどに悩まれる方もいらっしゃいます. それらの副作用を漢方薬で緩和させることができ，β 遮断薬の継続服用に繋がれば，漢方薬は間接的に生命予後改善に寄与することになります.

東洋医学的に考えると，β 遮断薬には体を冷やす作用があり，その結果として上記のような副作用が出ていると考えることができます. したがって，副作用緩和のために用いる漢方薬は体を温める薬になります. 具体的には，甘草を含まないため循環器疾患の患者さんに使いやすい真武湯がお勧めです.

症例 β遮断薬の副作用に真武湯（しんぶとう）を処方した一例

（文献 4）より）

症例：68 歳，男性

主訴：β 遮断薬による副作用（倦怠感，ふらつき，突然の眠気，集中力が続かない，朝起きることができない，視界がおかしい）

現病歴：某循環器専門病院にて X-8 年心房粗動，X-3 年期外収縮に対してカテーテルアブレーションを受けたが，動悸が続く. ビソプロロールを服用すると動悸は治まるが，上記症状が出て困っている. X 年 4 月 7 日初診.

既往歴：中学時代より慢性副鼻腔炎加療中（手術歴あり）

身体所見：体温 36.0℃，血圧 203/116 mmHg，脈拍 72 回/分（整），聴診：異常なし，下腿浮腫なし

東洋医学的体質：冷え症（特に足先が冷えて痛む），胃がつかえやすい，上半身がほてり発汗する，冷たい物をよく飲む

漢方所見：舌：やや胖大，歯痕＋，静脈怒張＋，脈：弦，腹力 3/5，心下痞鞕＋，胃部振水音＋，心窩部に触診上の冷感＋＋，胸脇苦満（＋），臍上悸（－），腹直筋攣急（－），臍傍圧痛（＋）：両側，小腹不仁（＋），皮膚にしっとりと汗

考察：上半身の火照りと下肢の冷えがあり，いわゆる『冷えのぼせ』の状態と考えられた. 上半身に熱がこもっているため冷たい物を飲みたくなる → 冷たいものを摂ると腹部以下はさらに冷える → 胃の働きが低下し，つかえ感が出現. そこにビソプロロールが加わって，元々冷えていた腹部以下の冷えが悪化し…さまざまな症状が出現した…と考えた. 対策として，①真武湯で冷えた腹部以下を温め，②加味逍遙散（かみしょうようさん）で冷えのぼせの解消を図るという治療方針とした.

処方 1：①真武湯エキス顆粒　3 包（7.5g）/ 毎食前
　　　　　②加味逍遥散エキス顆粒　3 包（7.5g）/ 毎食前

経過1： X年5月1日（初診から24日後）

　　　服用開始日の夜から長年の『胃のつかえ』が消失．上半身のほてりがなくなり，足も
　　　冷えなくなった．ただしその後，元の状態に戻ってしまった．

処方2： ①真武湯エキス顆粒　4包（10g）/ 朝夕食前

　　　　　②加味逍遥散エキス顆粒　4包（10g）/ 朝夕食前　に増量

経過2： X年6月4日（初診から2ヵ月後）

　　　増量後，すぐに冷えのぼせが改善し，肩こり，頭のしびれ，頭痛，鼻閉が完全に治った．

　　　X＋2年2月4日（初診から1年10ヵ月）

　　　とうとう冷え症が治ったようだ．

　この患者さんはわざわざ県外から来院されていましたので，早く結果を出さなくては…という思いもあり，真武湯に加味逍遥散を併用しました．加味逍遥散は（更年期障害の女性に処方するイメージがあるかと思いますが）柴胡剤の性質を持った駆瘀血剤であり，冷えのぼせがあって多愁訴の本症例には併用しておいたほうがよさそうでした．柴胡剤としての作用によって上半身と下半身の気の流れがスムーズになれば，冷えのぼせも解消しやすくなる…という期待もあったのです．結果的にこの治療は非常にうまくいき，ビソプロロールの副作用のみならず，長年苦労されていた慢性副鼻腔炎による鼻閉や冷え症も改善したということでした．

　β遮断薬に限らず，Ca拮抗薬にものぼせ・火照りや浮腫などの副作用がありますが，同じような考え方で対応します．のぼせ・火照りに対しては，熱を冷ます働きのある生薬を含む黄連解毒湯，浮腫に対しては五苓散を試すとよいでしょう．

　古来より漢方治療は，『症状を緩和すること』を目的としてきました．言い方を変えれば，漢方治療 ＝ 対症療法です．原因の如何に関わらず，患者さんを苦痛から開放することには大きな意味があります．現代医学的な標準治療を継続するためのサポートという役割も，漢方の一つの使命だと思います．

文　献

1）荒川規矩男ほか：TJ-15 ツムラ黄連解毒湯の高血圧症随伴症状に対する二重盲検比較試験．臨床と研究 80：354-372, 2003

2）北村　順：循環器医が知っておくべき漢方薬，文光堂，東京，20-21, 2013

3）日本循環器学会 / 日本心不全学会合同ガイドライン：急性・慢性心不全診療ガイドライン（2017年改訂版）．http://www.j-circ.or.jp/guideline/pdf/JCS2017_tsutsui_h.pdf （2019年10月閲覧）

4）北村　順：続・循環器医が知っておくべき漢方薬—患者満足度を上げる次の一手，文光堂，東京，68-69, 2017

低血圧・めまい・失神

POINT!

- 起立性低血圧，起立性調節障害：フクロー型で立ちくらみする場合は苓桂朮甘湯<ruby>苓桂朮<rt>りょうけいじゅつ</rt></ruby><ruby>甘湯<rt>かんとう</rt></ruby>
- 苓桂朮甘湯無効例，気力低下，疲労感が強い場合は補中益気湯<ruby>補中益気湯<rt>ほちゅうえっきとう</rt></ruby>
- 降圧薬，利尿薬等による慢性的低血圧にともなうふらつき，倦怠感にも苓桂<ruby>苓桂<rt>りょうけい</rt></ruby><ruby>朮甘湯<rt>じゅつかんとう</rt></ruby>を

処方例

起立性低血圧，立位に伴って生じるふらつきに
39 <ruby>苓桂朮甘湯<rt>りょうけいじゅつかんとう</rt></ruby>エキス顆粒 2～3包（5.0～7.5g）/日
〈効能・効果〉めまい，ふらつきがあり，または動悸があり尿量が減少するものの
次の諸症：神経質，ノイローゼ，めまい，動悸，息切れ，頭痛
〈注意すべき生薬（1日量）〉甘草 1.33～2.0g（→偽アルドステロン症）

疲労感，気力低下を伴う低血圧に
41 <ruby>補中益気湯<rt>ほちゅうえっきとう</rt></ruby>エキス顆粒 2～3包（5.0～7.5g）/日
〈効能・効果〉食欲不振，夏やせ，病後の体力増強，胃下垂，感冒，多汗症　ほか
〈注意すべき生薬（1日量）〉甘草 1.5g（→偽アルドステロン症）

解　説

　低血圧が臨床的に問題になるのは，各臓器へ送られる血液量の減少によって，立ちくらみ，めまい，動悸，倦怠感などの症状が起こる場合です．重症例では，朝起きることができない，起立時に失神に至るなどの問題が生じるため治療が必要となります．起立性低血圧の治療として，まずは，急激な起立の回避，誘引の回避（脱水，過食，飲酒等），誘引となる薬剤の中止・減量（降圧薬，α遮断薬，硝酸薬，利尿薬等），適

切な水分・塩分摂取といった非薬物療法が推奨されます（クラス I）[1]. 薬物療法としては，循環血漿量増加の目的でフルドロコルチゾンやエリスロポエチン製剤，α刺激薬が用いられますが，フルドロコルチゾンには電解質異常，浮腫，満月様顔貌など，エリスロポエチン製剤には皮膚瘙痒，肝機能異常など，α刺激薬には動悸や頭痛といった副作用が生じる場合があります.

　漢方薬で低血圧を治療する場合，めまい・ふらつき・倦怠感などの症状を目標として処方選択しますが，副作用も少なく，安全であることから未成年者の服用にも適しています. また，漢方薬を併用することによって，西洋薬の減量が可能となる場合もありますから，積極的に試してみていただきたいと思います.

　まず紹介したい処方は苓桂朮甘湯（りょうけいじゅつかんとう）です. 漢方的には…体内で滞った水分（痰飲（たんいん））と気が上逆したために生じるめまい，立ちくらみ，のぼせ，動悸などに用いる薬. わかりやすくいえば，むくみやすい，または尿量が少ない傾向のある人で，低血圧による立ちくらみ，ふらつきを訴える場合に用いるとよいでしょう. 痰飲の存在を確認するための腹部診察所見として，胃内停水（いないていすい）（心窩部のあたりを軽くスナップをきかせて叩くとポチャポチャ振水音（しんすいおん）が聞こえる所見）があると，より高い効果が期待されます. エキス顆粒 7.5g に 2.0g の甘草を含むため，偽アルドステロン症のチェックとして血清カリウム値，血圧，浮腫などの確認が必要です.

症　例　　苓桂朮甘湯（りょうけいじゅつかんとう）が有効であった一例

患者：32歳，女性

主訴：起立時のふらつき，手足のしびれ

現病歴：中学時代，ブラスバンド（パーカッション担当）の練習中に倒れることがあり，朝が苦手だった. 成人後も健診などで低血圧の指摘あり. 2年ほど前から，立ち仕事中に冷汗が出てきて手足がしびれ，立てなくなることがある. 起床後間もないときに起こることが多い. 以前は月に1回くらいの頻度だったが，この1ヵ月ですでに3回立てなくなり，仕事に影響が出るようになったため受診.

現症：血圧 111/84mmHg → 起立3分後：89/62mmHg，脈拍 85/分，整，舌：胖大，歯根あり，目の下にくまあり

検査：血液検査で貧血などの異常を認めず

処方：苓桂朮甘湯エキス顆粒　2包（5.0g）/日

経過：4週間後には体調改善を認め，8週後には倒れることがなくなった. 仕事を辞めなく

てはならないかも…という不安から開放され，診察室では涙を流して喜ばれた．その後，処方継続によって症状なく経過．

　唐突ですが，『ヒバリ型とフクロー型』という体質分類をご存知ですか？ 山本 巖流漢方と呼ばれる独自の漢方理論を作り上げた故山本 巖先生が提唱した分類です[2]．『ヒバリ型』の人は，体力自慢で胃腸も丈夫，早寝早起きが得意で朝一番から活動できます[2]（表1）．一方，『フクロー型』の人は，体力がなくて胃腸も弱い，朝起きるのが苦手で夜に向かって段々エンジンが掛かってくるタイプです．ヒバリは朝を象徴する鳥，フクロー（梟）は夜に活動する…というところからそれぞれ命名されたのでしょう．山本先生は人間をこの2つに大別して考えていた…というわけです．

　フクロー型の人には起立性調節障害や起立性低血圧が多いのですが，山本先生は『このフクロー型の者に対して苓桂朮甘湯が非常によく効くのである．服用3日目位から次第に効いてくる．約7日〜10日で軽症並びに中等症はほとんどよくなる．他覚的所見はあまり変化がみられないが，自覚症状の好転がすばらしい．外出するとき服用すれば気分が悪くなったり，脳貧血をおこすこともない．めまい，頭痛，肩凝り，倦怠感がなくなり，運動も体が軽く，息切れや動悸も減少する．』と記載しています[2]．また，苓桂朮甘湯の適応としては『フクロー型で立ちくらみする者を目標に使えばよい』…といい，さらに『これは傷寒論や金匱要略にある証とは違う．その意味では漢方らしからぬものである．しかし，私はこれも一つの証を成していると考える．』と締めくくっています．

　上記の症例は典型的なフクロー型であり，『フクロー型で立ちくらみする』というだけで苓桂朮甘湯の適応症例だったということになります．実際に，小児の起立性調節障害症例などを含め，フクロー型と思われる患者には苓桂朮甘湯がよく効きます．漢方的な診察所見を問わず，『フクロー型で立ちくらみする』というシンプルな適応判断だけで良いのですから，まさに新時代の証ともいえるでしょう．『証』を別の言葉で言

表1：ヒバリ型とフクロー型

ヒバリ型	フクロー型
めったに病気に掛からない	年中身体の苦情が絶えない
胃腸：丈夫	胃腸：弱い
体力：ある	体力：ない
朝：早起き	朝：起きにくい
夜：すぐに眠られる	夜：眠られない
早寝早起き	朝寝の宵っ張り

（文献2）より作成）

98

い換えれば『レスポンダーの特徴』．今後はこのような新時代の証をたくさん見出し，提案していきたいものです．

　苓桂朮甘湯であまり効果が得られなかった場合，あるいは気力低下，倦怠感が著しい場合には，補中益気湯を使います．補中益気湯は前述の通り，気虚（気が不足した状態）に対して気を補う薬です．気の不足は「元気の不足」ともいえますから，気虚になると疲れやすくなり，気力も低下してきますが，気の上昇力も低下するようになります．気の上昇力が低下してくると，内臓下垂や血圧低下による立ちくらみを生じる場合があります[3]．そのような立ちくらみには，補中益気湯を投与するとよいでしょう[4]．また，苓桂朮甘湯単独の服用で効果が不十分な場合に，補中益気湯を併用すると効果が現れることもあります．それぞれを3包（7.5g）/日で処方すると甘草の総量が3.5g/日となり，偽アルドステロン症のリスクが高まるため，併用で用いる場合にはそれぞれを2包（5.0g）に減量し，朝夕食前の服用にしたほうが安全です．

　心臓ポンプ機能の低下，あるいは利尿薬，降圧薬，血管拡張薬などによる慢性的低血圧によってふらつきや立ちくらみ，倦怠感が生じる場合があります．心リハの際にも，運動中にめまい，倦怠感などが出現して運動負荷の継続が困難となることもあるでしょう．そのような場合に，"仕方ない"と諦めてしまっては芸がありませんから，ぜひ苓桂朮甘湯や補中益気湯を検討してみて下さい．補中益気湯は，免疫力を高めることによって感染症を契機とした慢性心不全の急性増悪の予防にもなりますので，単純に低血圧による不調＋αの効果も期待できます[5]．ただし，いずれの処方にも甘草が入っていますから，服用開始から早い時期（可能なら2週間後，遅くとも1ヵ月以内）のBNP，血清カリウム値，胸部X線写真（CTR，胸水）のチェックは必須です．

POINT!

◉失神にも漢方の適応がある
◉めまい，ふらつきの漢方治療が失神の治療になる
◉状況失神：漢方薬で誘引に対する治療を

処方例

39 苓桂朮甘湯エキス顆粒 2～3包(5.0～7.5g)／日
〈効能・効果〉めまい，ふらつきがあり，または動悸があり尿量が減少するものの
次の諸症：めまい，動悸，息切れ，頭痛，神経質，ノイローゼ
〈注意すべき生薬(1日量)〉甘草 2.0g(→偽アルドステロン症)

貧血傾向がある場合…連珠飲の代替処方として
39 苓桂朮甘湯エキス顆粒 2包(5.0g)／日
〈効能・効果〉めまい，ふらつきがあり，または動悸があり尿量が減少するものの
次の諸症：めまい，動悸，息切れ，頭痛，神経質，ノイローゼ
〈注意すべき生薬(1日量)〉甘草 1.33g(→偽アルドステロン症)
71 四物湯エキス顆粒 2包(5.0g)／日
〈効能・効果〉皮膚が枯燥し，色つやの悪い体質で胃腸障害のない人の次の諸症：
冷え症，しもやけ，しみ，月経不順，血の道症
〈注意すべき生薬〉地黄，当帰(→ともに消化器症状)

解説

　2017 年に行われた第 8 回失神研究会において，失神専門外来患者の 10%(21 例／210 例)に薬物治療が行われ，そのうちの 9%に漢方薬が使われたという報告がありました[6]．使われた処方は，半夏白朮天麻湯と柴胡加竜骨牡蛎湯で，失神時のめまい・ふらつき・動悸などに対して用いられたそうです．失神専門外来患者 100 人中 1 人に漢方薬が処方されたということですが，いかがでしょう．思ったよりも少ない？…それとも多かったでしょうか．漢方薬の適応拡大を目指して無理な処方を勧める意図はありませんが，私個人としては，もう少し漢方の適応症例があるのではないかと思います．適応症例…というのは，漢方薬を使うことでさらに失神や前失神症状の再発が

予防できる，あるいは QOL が向上する症例ということです．血管迷走神経性失神は予後良好とされていますが[1]，失神時の転倒などで怪我をする可能性もありますし，患者さんにしてみれば"予後良好"と言われても不安はなかなか拭えないでしょう．漢方によって失神の頻度が減り，患者さんの安心につながればとても意味があることだと思います．

ここから，私のイメージしている漢方薬による失神治療の考え方をお話ししてみます．

①基本的には補助的なもの ➡ ガイドラインに基づく治療が優先

まず前提として，日本循環器学会の『失神の診断・治療ガイドライン』に沿った治療を行う必要があります．したがって，漢方治療は補助的なものとなります．起立性低血圧における誘引の回避や適切な水分・塩分摂取や，血管迷走神経性失神における前駆症状出現時の失神回避法指導など[1]，有益であるとされている指導・治療を行ったうえで，効果不十分な場合に漢方処方を考えます．

②めまい・ふらつきの治療を考える ➡ 結果として失神の防止になる

添付文書に『失神』や『意識消失』という効能・効果が書かれた漢方エキス製剤は存在しませんので，実際に漢方薬を選択する場合には前駆症状として起こるめまいやふらつきの治療を考えます．苓桂朮甘湯のような，めまい・ふらつきに対する治療薬を処方した結果，失神が予防される…ということを期待する訳です．また，起立性低血圧で，症状として倦怠感が非常に強い場合などには，気を補う薬として補中益気湯などを処方します．

③失神の"誘因"に対する治療介入を行う ➡ 状況失神など

もう一つの考え方として，失神の誘因に対する治療を漢方薬で行うという方法があります．例えば，状況失神の誘因が咳嗽であれば麦門冬湯などで咳を鎮める，排便失神であれば麻子仁丸などによって便通を改善させるという考え方です．

では具体的に説明します．前述のとおり，失神に対する適応を持つ薬は存在しませんから，めまい・ふらつきに対する薬を用います．めまいに対する効能・効果を持つ医療用エキス製剤には，苓桂朮甘湯，半夏白朮天麻湯，五苓散，黄連解毒湯がありますが，まずは苓桂朮甘湯と半夏白朮天麻湯を知っておいて下さい．

■ 苓桂朮甘湯について ■

苓桂朮甘湯は，出典である傷寒論に以下のように書かれています．

『傷寒，若しくは吐し若しくは下して後，心下逆満，気上りて胸を衝き，<u>起きれば則ち頭眩し</u>，脈沈緊，〈中略〉…茯苓桂枝白朮甘草湯之を主る』

茯苓桂枝白朮甘草湯は，苓桂朮甘湯のことです．この条文を意訳すると，『急性発熱性疾患において，嘔吐や下痢させた後，上腹部が張って，気が胸に突き上がってくるような感覚があり，<u>起き上がるとめまいがする</u>，脈を取ると沈んでいるが緊張はよい〈中略〉そのような場合，苓桂朮甘湯を用いる』となります．この内容を条文通りに受け取ると，急性発熱性疾患に対して嘔吐や下痢させる治療を行ったあと…という条件がついてしまうのですが，その中の『起きれば則ち頭眩し』，つまり『起き上がるとめまいがする』という部分を参考として，めまい・立ちくらみや起立性低血圧に対して苓桂朮甘湯を使います．

失神まではいかないものの，苓桂朮甘湯が著効した faintness の一例をご紹介しましょう．

症 例	苓桂朮甘湯が著効した一例

症例：79歳，女性

主訴：ふらつき，めまい

病歴：座位で本を読んでいるときなどに，一瞬フラッとする．すぐに治まるが，それを繰り返す．そのときの血圧を測ると150mmHg くらいある．

診察所見：血圧 153/75mmHg，脈拍 83/分（整）

検査：頭部 MRI：慢性虚血性変化あり，頸動脈エコー：狭窄・IMT 肥厚なし

ホルター心電図：心拍数：56～120/分（平均78），総心拍：105,926拍，心室期外収縮2拍，上室期外収縮9拍，pause なし

考察：チルト試験，植込み型ループレコーダーなどの検査は希望されず，漢方治療の方針となった．

処方：苓桂朮甘湯エキス顆粒 7.5g/毎食前

経過：6週間後：症状が起こりそうで起こらなくなった．10週後：全く起こらなくなった．その後，何度か休薬を試みるが，その度に症状が再発するため5.0g/日に減量して処方継続．

ここで苓桂朮甘湯の関連処方として連珠飲についても説明しておきます．連珠飲は，苓桂朮甘湯と代表的補血剤である四物湯を合わせた処方です．血虚（≒貧血傾向：貧血性浮腫・顔色不良・心悸亢進など）のある人の立ちくらみ，めまい症状に対しては，苓桂朮甘湯単独で用いるよりも効果が期待されます．医療用エキス製剤がありませんので，エキス製剤の苓桂朮甘湯と四物湯を併用して代替薬とします．四物湯には地黄が含まれますので，胃もたれや食欲不振といった胃腸症状が出現する場合がありますので注意して下さい．

≡ 半夏白朮天麻湯について ≡

出典である脾胃論には，半夏白朮天麻湯の適応となる症状について，以下のように書かれています．

『眼黒頭旋，悪心煩悶．気短促，上喘し力無くして言うを欲せず．心神顛倒し，兀兀として止まず．目敢て開かず，風雲の中に在るが如く，身重きこと山の如し．四肢厥冷して，安臥することを得ず』

この記載を意訳すると，『目がくらみ，頭が回るようなめまいがして，嘔気で悶え苦しみ，息切れ，喘鳴して，話をするのも嫌である．気持ちが動転して落ち着かず，動揺して止まらない．目は閉じて開けようとせず，まるで雲の中にいるようだ．身体は山のように重く，手足は冷えて，じっと寝ていることができない』となります．苓桂朮甘湯と同じように，文の内容からめまいに対して応用できることが考察できる訳ですが，『四肢厥冷して』すなわち『手足が冷えて』という特徴は注目すべき点です．手足が冷えやすく，吐き気や胃腸虚弱があれば半夏白朮天麻湯の処方を考えたいところです．

報　告　起立性低血圧に対して半夏白朮天麻湯が有効であった症例

（文献7）より）

症例：86歳，男性
主訴：繰り返す失神
既往：大動脈弁狭窄症（弁置換術後），大腸癌術後，糖尿病（インスリン自己注射）
病歴：1年前より起立時に月1回程度の失神あり．週1〜2回に増悪傾向となり，近医よりリトドリンを処方されたが症状改善せず紹介．
検査：仰臥位血圧 133/75mmHg → 立位 90/48mmHg ➡ 起立性低血圧　と診断

治療：起立性低血圧に対する生活指導は効果なく，フルドロコルチゾンが処方された．失神頻度は減少したが糖尿病が悪化したため，半夏白朮天麻湯エキス顆粒 7.5 g/日を処方したところ，以後経過良好となった．

この症例報告のように，ガイドライン推奨薬に副作用が出現した場合は，まさに漢方薬の出番といえる状況ですね．

ここで，苓桂朮甘湯と半夏白朮天麻湯の使い分けについて整理しておきます．胃腸虚弱，手足の冷えがあれば，まず半夏白朮天麻湯から処方するとよいでしょう．また，貧血傾向があれば連珠飲の代替処方として苓桂朮甘湯＋四物湯の処方を．それらの所見がない場合には苓桂朮甘湯から…ということになるでしょうか．しかし，実際には鑑別困難な場合も多いので，うまくいかなかった場合，苓桂朮甘湯と半夏白朮天麻湯の両者を処方してみて効果が高かったほうを継続することをお勧めします．

表2：気虚スコア

身体がだるい	10	眼光・音声に力がない	6
気力がない	10	舌が淡白紅・腫大	8
疲れやすい	10	脈が弱い	8
日中の眠気	6	腹力が軟弱	8
食欲不振	4	内臓のアトニー症状	10
風邪を引きやすい	8	小腹不仁	6
物事に驚きやすい	4	下痢傾向	4

〈判断基準〉総計 30 点以上を気虚とする．いずれも顕著に認められるものに該当するスコアを全点与え，程度の軽いものには各々 1/2 を与える．
＊内臓のアトニー症状とは，胃下垂，腎下垂，子宮脱，脱肛をいう．
＊小腹不仁とは，臍下部の腹壁トーヌス低下をいう．
（文献 8）寺澤捷年：症例から学ぶ和漢診療学，第 3 版，医学書院，東京，p17, 2012 より転載）

■ 補中益気湯について ■

人間が持っている『気』の量にはそもそも個人差があるのですが，元来元気な人…すなわち『気』をたっぷり持っている人でも，過労や睡眠不足などが続くことで気が減少し，気虚の状態となります．気虚があると，やる気（意欲）も低下するのですが，『気の上昇する力』も低下するようになります（ちょっとややこしいですね）．その結果として，内臓下垂や骨盤臓器脱（子宮脱や脱肛）が起こりやすくなるのですが，さらには，血液も下半身に取られがちとなり，立ちくらみを生じるようになります．そのような場合には，苓桂朮甘湯や半夏白朮天麻湯でなく，気を補う薬（補気剤）の代表薬である補中益気湯を用います．もし，気虚かどうかの判断が難しい場合は，寺澤捷年先生の提唱されている気虚スコアを参考にされるとよいでしょう（表2）[8]．

表3：失神の分類

1. 起立性低血圧による失神
   ①原発性自律神経障害：純型自律神経失調症，多系統萎縮，自律神経障害を伴うParkinson病，レビー小体型認知症
   ②続発性自律神経障害：糖尿病，アミロイドーシス，尿毒症，脊髄損傷
   ③薬剤性：アルコール，血管拡張薬，利尿薬，フェノチアジン，抗うつ薬
   ④循環血液量減少：出血・下痢・嘔吐等
2. 反射性（神経調節性）失神
   ①血管迷走神経性失神：(1) 感情ストレス（恐怖，疼痛，侵襲的器具の使用，採血等），(2) 起立負荷
   ②状況失神：(1) 咳嗽，くしゃみ，(2) 消化器系（嚥下，排便，内臓痛），(3) 排尿（排尿後），(4) 運動後，(5) 食後，(6) その他（笑う，金管楽器吹奏，重量挙げ）
   ③頸動脈洞症候群
   ④非定型（明瞭な誘因がない / 発症が非定型）反射性
3. 心原性（心血管性）失神
   ①不整脈（一次的要因として）
   　(1) 徐脈性：洞機能不全（徐脈頻脈症候群を含む），房室伝導系障害，　ペースメーカ機能不全
   　(2) 頻脈性：上室性，心室性（特発性，器質的心疾患やチャネル病に続発）
   　(3) 薬剤誘発性の徐脈，頻脈
   ②器質的疾患
   　(1) 心疾患：弁膜症，急性心筋梗塞 / 虚血，肥大型心筋症，心臓腫瘤（心房粘液腫，腫瘍等），心膜疾患（タンポナーデ），先天的冠動脈異常，人工弁機能不全
   　(2) その他：肺塞栓症，急性大動脈解離，肺高血圧

（文献9）より引用改変）

■ 失神の分類から考える漢方処方 ■

　失神の診断・治療ガイドライン（2012年改訂版）によると，失神は表3[9]のように分類されていますが，この中で，どのタイプの失神に漢方治療を検討するとよいかを少し具体的にみてみましょう.

　まず，『1. 起立性低血圧による失神』ですが，①原発性自律神経障害と②続発性自律神経障害に対しては，苓桂朮甘湯，半夏白朮天麻湯，連珠飲，補中益気湯などの適応がないかを検討します（表4）[9]. ②続発性自律神経

表4：『1. 起立性低血圧による失神』（表3より抜粋）

①原発性自律神経障害
　純型自律神経失調症，多系統萎縮，自律神経障害を伴うParkinson病，レビー小体型認知症

②続発性自律神経障害
　糖尿病 アミロイドーシス，尿毒症，脊髄損傷

③薬剤性
　アルコール，血管拡張薬，利尿薬，フェノチアジン，抗うつ薬

　　苓桂朮甘湯，半夏白朮天麻湯，補中益気湯など

④循環血液量減少
　出血・下痢・嘔吐等

（文献9）より引用改変）

障害のうち，糖尿病については，興味深い報告がありますのでご紹介します. 糖尿病性自律神経障害に伴う起立性低血圧による失神症例には，五苓散を処方してみるのも一考です.

報　告　**糖尿病患者における起立性低血圧に対する五苓散の効果**

（文献 10）より）

対象：起立性低血圧を有する糖尿病患者 10 名

方法：五苓散エキスと placebo を投与し，服用 1 ヵ月後と 2 ヵ月後に起立試験を行う．

結果：五苓散群で，起立後の血圧が収縮期・拡張期ともに有意に上昇したが，起立時の血中アドレナリン，ノルアドレナリン，レニン活性，アルドステロン濃度は，投与前後・群間において有意な変化がなかった．

　次に，『2. 反射性（神経調節性）失神』ですが，①血管迷走神経性失神のうち（2）起立負荷には，やはり苓桂朮甘湯，半夏白朮天麻湯，補中益気湯などを考えます（表5）[9]．そして，②状況失神については，失神のきっかけに対する治療を行います．

表5：『2. 反射性（神経調節性）失神』（表3より抜粋）

①血管迷走神経性失神
（1）感情ストレス（恐怖，疼痛，侵襲的器具の使用，採血等）
（2）起立負荷　　→　りょうけいじゅつかんとう　はんげびゃくじゅつてんまとう
　　　　　　　　　　苓桂朮甘湯，半夏白朮天麻湯，
　　　　　　　　　　ほちゅうえっきとう
　　　　　　　　　　補中益気湯など

②状況失神
（1）咳嗽，くしゃみ
（2）消化器系（嚥下，排便，内臓痛）
（3）排尿（排尿後）
（4）運動後
（5）食後
（6）その他（笑う，金管楽器吹奏，重量挙げ）

③頸動脈洞症候群
④非定型（明瞭な誘因がない / 発症が非定型）反射性

（文献 9）より引用改変）

報　告　**数年にわたる頻回の失神を伴う乾性咳嗽に麦門冬湯が著効した咳喘息の 1 症例**

（文献 11）より）

症例：71 歳，女性

主訴：乾性咳嗽，失神

病歴：数年前より乾性咳嗽がひどく，咳込んで頻回に失神する．喘息治療配合剤吸入，気管支拡張薬服用もほとんど効果なし．

処方：麦門冬湯エキス顆粒　3 包（9.0 g）/日

経過：投与初日より乾性咳嗽は劇的に軽減し，これに伴い失神もほとんどみられなくなった．2 ヵ月後には 6.0 g/日に減量したが，咳嗽や失神の増悪を認めなかった．

報 告	延髄虚血性病変に起因した洞停止をきたす吃逆性失神に対して薬物治療が奏効しペースメーカー植え込みを回避し得た症例

（文献 12）より）

症例：79歳，女性

主訴：繰り返す失神発作

病歴：突然頻回に失神を繰り返すようになった．最長 7 秒の洞停止を頻回に認め，シロスタゾール 200mg/日で改善せず．ペースメーカー植え込み目的で紹介．

ホルター心電図：2 秒以上の洞停止 65 回/日，最長洞停止 8.9 秒

頭部 MRI：延髄腹側部において新規の脳梗塞像とその周囲に虚血性変化あり

脳動脈造影検査：左椎骨動脈に強い狭窄あり

経過：吃逆が続いた後にこみ上げるような嘔気・咳嗽が出現し，急激な血圧の低下を伴った直後に失神が再現性をもって生じていた．梗塞を呈した延髄腹側部には吃逆の反射弓である疑核や網様体があり，吃逆の刺激になった可能性が高いと考えられた．詳細な観察により，洞停止の有無に関わらず失神を認めていることが判明したため，まず薬剤治療を行う方針となった．

治療：吃逆に対する治療として 芍薬甘草湯エキス顆粒 3 包（7.5g）/日

経過：吃逆はほぼ消失．失神も数時間に 1 回程度に減少．ジソピラミド R 錠 150mg/日追加後，失神は完全に消失した．

このように，状況失神であることがはっきりしている場合には，失神のきっかけに対する漢方治療を考えることはとても有意義です．それ以外にも，排便失神であれば麻子仁丸などで便通改善を図り，失神のきっかけを漢方でコントロールする場合があります．

最後に，『3. 心原性（心血管性）失神』についてですが，①の不整脈に対しては漢方の出番はありません（注：失神をきたさない無害性の不整脈については漢方も有用です）．一方，②器質的疾患（1）心疾患の「虚血」については，

表6：『3. 心原性（心血管性）失神』（表3より抜粋）

① 不整脈（一次的要因として）
  （1）徐脈性：洞機能不全（徐脈頻脈症候群を含む），房室伝導系障害，ペースメーカ機能不全
  （2）頻脈性：上室性，心室性（特発性，器質的心疾患やチャネル病に続発）
  （3）薬剤誘発性の徐脈，頻脈

> 冠攣縮性狭心症に対する
> 四逆散＋桂枝茯苓丸など

② 器質的疾患
  （1）心疾患：弁膜症，急性心筋梗塞，虚血，肥大型心筋症，心臓腫瘍（心房粘液腫，腫瘍等），心膜疾患（タンポナーデ），先天的冠動脈異常，人工弁機能不全
  （2）その他：肺塞栓症，急性大動脈解離，肺高血圧

（文献 9）より引用改変）

冠攣縮性狭心症の場合のみ漢方が役立つ可能性があります（表6）[9]．〈胸痛・虚血性心疾患〉の章の『POINT！●冠攣縮性狭心症難治例の漢方治療』（p65）で取り上げた桂枝茯苓丸＋四逆散ですね．難治性冠攣縮性狭心症を桂枝茯苓丸＋四逆散その他の処方でコントロールできれば，失神（あるいは突然死）のリスクも減らすことにつながるでしょう．

文　献

1) 日本循環器学会/失神の診断・治療ガイドライン（2012年改訂版）．http://www.j-circ.or.jp/guideline/pdf/JCS2012_inoue_d.pdf（2019年10月閲覧）
2) 山本　巌：苓桂朮甘湯に就て〈一〉．漢方の臨床 22：3-18, 1975
3) 北村　順：循環器医が知っておくべき漢方薬，文光堂，東京，26-27, 2013
4) 神崎順徳ほか：「たちくらみ，ふらつき」に対する補中益気湯の治療効果．漢方医学 25：25-27, 2001
5) 北村　順：循環器医が知っておくべき漢方薬，文光堂，東京，44-47, 2013
6) 古川俊行ほか：失神専門外来における薬物療法の実際．心電図 38 Suppl 2：33-35, 2018
7) 中山由衣ほか：起立性低血圧に対して半夏白朮天麻湯が有効であった症例．心電図 37 Suppl 2：35-37, 2017
8) 寺澤捷年：症例から学ぶ和漢診療学，第3版，医学書院, 17, 東京, 2012
9) Moya A et al：Guidelines for the diagnosis and management of syncope (version 2009)：The Task Force for the Diagnosis and Management of Syncope of the European Society of Cardiology (ESC). Eur Heart J 30：2631-2671, 2009
10) 中村宏志ほか：糖尿病患者における起立性低血圧に対する五苓散の効果．Diabetes Frontier 11：561-563, 2000
11) 小柳貴裕：数年にわたる頻回の失神を伴う乾性咳嗽に麦門冬湯が著効した咳喘息の1症例．漢方と診療 1：30, 2013
12) 冠木敬之ほか：延髄虚血性病変に起因した洞停止をきたす吃逆性失神に対して薬物治療が奏効しペースメーカー植え込みを回避し得た症例．心電図 45 Suppl 3：173-178, 2013

漢方薬の副作用について

📍 POINT!

◉ 漢方薬の副作用は構成生薬にともなう副作用を知っておくとよい

◉ 漢方薬の副作用で比較的多いのは，消化器症状と皮膚症状である

◉ 肝機能障害の発症頻度は全薬剤性肝障害の 0.01〜0.05%．服用後 1〜2 週間での発症が多い．原因生薬として黄芩（おうごん）に注意が必要

◉ 間質性肺炎の発症頻度はそれほど高くない ➡ 早期に発見・対処するためには，咳嗽，呼吸困難，発熱などが出現した際，速やかに服用中止すること．黄芩（おうごん）に注意が必要

◉ 山梔子（さんしし）含有処方の長期服用 ➡ 特発性腸間膜静脈硬化症に注意

解　説

　"漢方のことはよくわからないから処方しない"とおっしゃる先生は今でもたくさんおられます．"副作用が出たら困る"という気持ちもよくわかります．西洋医学に比較すると漢方医学を学ぶ機会は明らかに少ないのが現状ですから，間質性肺炎や偽アルドステロン症の発症に対する漠然とした不安から，漢方処方に二の足を踏む気持ちは理解できます．しかし，保険診療として漢方薬を処方できるメリットは非常に大きいので，漢方処方を放棄してしまうのはあまりにももったいない…と思うのです．考えてみて下さい…明治時代を迎えるまで，日本の医学といえば漢方だったのです．少なく見積もっても 300 年以上，先人達が日本の気候・風土に合わせて工夫を重ねてきた医学です．効かないはずがありません．そんな宝のような先人の叡智を自分から放棄するのは本当にもったいないのです．

　前置きが長くなりました．ここから漢方薬の副作用について説明していきましょう．漢方薬による副作用を語る際に，〇〇湯，△△散といった処方名に対する副作用として認識することもある程度は必要ですが，その処方に含まれている構成生薬に伴う副作用を知っておくほうが簡単です．医療用エキス製剤だけでも 148 種類ある漢方薬の

表1：副作用を起こしうる生薬と含有する代表的処方

地 黄：八味地黄丸，牛車腎気丸，十全大補湯　など
　　➡ 食欲不振，胃痛，下痢などの胃腸障害

甘 草：芍薬甘草湯，小青竜湯，半夏瀉心湯，炙甘草湯，甘麦大棗湯，桔梗湯　など
　　➡ 偽アルドステロン症（血圧上昇，下腿浮腫，低カリウム血症に伴う脱力感など）

麻 黄：葛根湯，小青竜湯，麻黄湯，防風通聖散，麻黄附子細辛湯　など
　　➡ エフェドリンによる血圧上昇，頻脈，心筋虚血悪化，胃腸障害

黄 芩：小柴胡湯，柴苓湯，黄連解毒湯，防風通聖散　など
　　➡ ときに重篤な肝機能障害，間質性肺炎あり

大 黄：大黄甘草湯，防風通聖散，桃核承気湯　など
　　➡ 下痢

山梔子：黄連解毒湯，加味逍遙散，辛夷清肺湯，茵蔯蒿湯　など
　　➡ 長期処方により特発性腸間膜静脈硬化症

附 子：牛車腎気丸，八味地黄丸，麻黄附子細辛湯，真武湯　など
　　➡ 動悸，のぼせ，口唇・舌のしびれなど

副作用を覚えるよりも，副作用を起こす可能性が高い生薬，あるいは副作用が起こると重篤になりうるいくつかの生薬を覚えておくことのほうがはるかに容易でしょう（表1）．

　例えば，誰でも知っている葛根湯には，葛根，大棗，麻黄，甘草，桂皮，芍薬，生姜が含まれていますが，その中で麻黄と甘草が注意を要する生薬であることさえ知っていれば，それら2つの生薬による副作用の心配さえしておけばよいことになります．漢方薬の構成生薬は，診察室に置いてある薬の本などを見れば簡単にわかるので，初めて漢方薬を処方する際に一度確認しておけば，より安全に漢方薬を処方することができるのです．

漢方薬の代表的副作用

▬ 消化器症状・皮膚症状 ▬

　実際の漢方診療において比較的多い副作用は，消化器症状（胃痛・胃もたれ，食欲低下，下痢，便秘，腹部膨満感など）と皮膚症状（発疹，瘙痒，蕁麻疹など）です．特に，麻黄，地黄，当帰，大黄を含む処方で消化器症状の発生率が増加します．

　麻黄は，急性発熱性疾患に対して用いられる処方（葛根湯や麻黄湯など）に含まれるため，多くの場合短期間の処方で終わることが多いのですが，葛根湯を肩こり治療に用いる場合や花粉症やアレルギー性鼻炎に対して小青竜湯を用いる場合には，処方が長期となる可能性があるため注意が必要となります．

地黄を含む漢方薬で処方機会の多い薬には，八味地黄丸，牛車腎気丸，十全大補湯，人参養栄湯などがあります．牛車腎気丸は八味地黄丸に牛膝と車前子を加味した薬で，下腿浮腫を伴う高齢者の心不全に用いることは前述のとおりです．十全大補湯と人参養栄湯は気と血の両方を補う薬です．病後や術後の体力回復，疲労倦怠に用いられることが多く，十全大補湯には結腸癌の転移抑制作用や MRSA 感染予防効果なども報告されています[1]．人参養栄湯は，フレイル・サルコペニアに対する効果が期待される薬です．ともに『食欲不振』の効能を持つ薬ですが，胃腸虚弱の方に処方すると地黄の副作用でかえって食欲低下をきたす場合があるので注意が必要です．

大黄は，主成分がセンノシドであり瀉下作用を有するため，便秘の効能をもつ漢方薬に含まれることが多い生薬です．したがって，便秘のない患者が大黄含有製剤を服用すると下痢します．大黄甘草湯のように製剤名に大黄という生薬名が入っていればわかりやすいのですが，防風通聖散や桃核承気湯などのように製剤名だけでは大黄が含まれていることがわからないものもあるので注意が必要です．

若干話が逸れますが…漢方エキス製剤の多くはエキス顆粒の表面が乳糖でコーティングされています．そのため乳糖不耐症の人が服用すると下痢や腹部膨満感が出現する可能性があります．

皮膚症状については，アレルギー症状として発疹，瘙痒，蕁麻疹などが出現する場合があります．桂皮，人参，地黄などで起こりやすいといわれていますが[2]，基本的にはあらゆる生薬で起こる可能性があると考えておいたほうがよいでしょう．

■ 肝障害 ■

漢方薬による薬剤性肝機能障害の発症頻度は全薬剤性肝障害の 0.01～0.05％といわれており，薬剤性肝障害全体からみればそれほど多くありません．しかし，黄芩を含有する漢方薬を使用した 1,328 例のうち 1％に当たる 13 例に肝機能障害が発生したという報告があり[3]，黄芩含有漢方製剤については注意が必要です．また，一般用漢方製剤（OTC 薬）の副作用に関する研究[4]では，肝機能異常が副作用報告の 41.1％と最も多く，原因製剤として黄芩を含有する防風通聖散が最も多かったと報告されています．防風通聖散は，メタボ・肥満対策の OTC 薬としてカタカナの別名で販売されているため服用者数も多く，注意が必要となっています．一方，医療用漢方製剤においては，肝機能異常は全副作用報告の 23.7％であり，肺障害の 37.4％に次ぐ報告数でした．

漢方製剤による薬剤性肝機能異常は，服用後1〜2週間で発症することが多く，ALT高値，ビリルビン値上昇を認める場合が多いといわれています[5]．黄芩を含有する製剤を処方する場合は，服用開始2週間〜1ヵ月のあたりで一度肝機能のチェックを行っておいたほうがよいでしょう．

■ 間質性肺炎 ■

1996年，小柴胡湯（しょうさいことう）による間質性肺炎での死亡例が厚生省から公表され[6]，漢方薬の副作用による間質性肺炎が広く知られるようになりました．生命に関わる副作用ですから常に意識しておくことは必要ですが，最も報告の多い小柴胡湯でも発症頻度は約2.5万人に1人（0.004%）であり，実はそれほど頻度の多いものではありません[2]．

小柴胡湯に起因する薬剤性肺炎100例を対象とした検討によると，服用開始から発症までの投与期間は78.9 ± 121.0日，初発症状は咳嗽87.6%，呼吸困難85.9%，発熱79.8%だったそうです[7]．また，死亡例の特徴として，症状出現から薬剤中止までの期間が長いこと（生存例5.8日，死亡例15.9日），基礎疾患として呼吸器疾患合併率が高いこと（生存例2.2%，死亡例30%）が指摘されています．したがって，漢方薬による間質性肺炎発症を早期に発見し対処するためには，咳嗽，呼吸困難，発熱などの症状が出現した際，速やかに服用中止することが必要です．その後，小柴胡湯以外の漢方薬による薬剤性間質性肺炎も報告され，現在医療用エキス製剤30処方について添付文書上の副作用記載がなされています．黄芩（おうごん）含有処方は肝機能障害のみならず，間質性肺炎の発生率も高いため注意が必要です．

■ 特発性腸間膜静脈硬化症 ■

特発性腸間膜静脈硬化症は，日本で初めて報告され[8]，その疾患概念が確立された腸疾患です．腸間膜静脈硬化に起因した還流障害による慢性虚血性大腸病変と考えられていますが，山梔子（さんしし）を含有する漢方薬の長期服用がこの疾患の原因の一つとされています[9]．漢方薬が原因と考えられる症例の報告によると，数年から数十年にわたる長期服用例で発症しており，山梔子を含有する漢方薬を漫然と長期間処方することは望ましくありません[10]．山梔子を含む漢方薬の年余に渡る服用中に原因不明の腹痛（特に右側），下痢，便秘，腹部膨満感が出現した場合は，便潜血検査，腹部単純CT検査，大腸内視鏡検査などを行うことが必要です．典型例では，罹患部位となりやすい右半結腸（特に盲腸・上行結腸）・腸間膜に一致した石灰化像が確認されます．私の場合，

1年以上山梔子含有処方を服用された患者さんには特発性腸間膜静脈硬化症のことを説明し，腹部単純 CT 検査を受けてもらっています．

POINT!

◎循環器診療で特に注意を必要とする漢方生薬は甘草（かんぞう）と麻黄（まおう）である
◎甘草（かんぞう）含有漢方薬による副作用：偽アルドステロン症

➡ 発現率：低カリウム血症 0.2%，高血圧，血圧上昇，浮腫，顔面浮腫，末梢性浮腫 0.1%

➡ 発現時期：投与開始 2 週間後から半年後まで

➡ 検査異常：血清カリウム値↓，レニン活性および血清アルドステロン値↓，代謝性アルカローシス

➡ 治療：①原因漢方薬中止，②スピロノラクトン投与

◎麻黄（まおう）含有漢方薬による副作用：血圧上昇，動悸，頻脈，不整脈

➡ 主成分：エフェドリン

➡ 注意すべき基礎心疾患：虚血性心疾患，重症高血圧，不整脈

➡ 動悸や頻拍が発生した場合：服用から 3 時間程度経っていれば，まずは安静で様子をみる

◎附子（ぶし）含有漢方薬による副作用：動悸，のぼせ，口唇・舌のしびれ

➡ 常用量のエキス製剤を用いる限り中毒の危険性はほとんどない

解 説

＝甘草（かんぞう）について＝

最も有名な漢方薬の副作用といえば，偽アルドステロン症でしょう．その原因となる漢方生薬が甘草（かんぞう）です[11)]．甘草は，生薬の集合体である漢方薬において，他の生薬の偏性や毒性を軽減させ，性質の異なる生薬を調和させる役割を持っています[12)]．そのため，漢方エキス製剤の約 7 割に含まれているのです．

甘草の主成分であるグリチルリチン酸は，体内で糖鎖部分が外れグリチルレチン酸に変化します．グリチルレチン酸はコルチゾールをコルチゾンに変換する酵素（11β-水酸化ステロイド脱水素酵素2：11β-HSD2）に対して強い阻害作用を持つため，甘

草を多量に摂取するとコルチゾールが増加し，鉱質コルチコイド作用によって低カリウム血症や体液貯留が引き起こされます（図 1）．ただし，偽アルドステロン症の発症機序として 11β-HSD の遺伝子変異を認めた症例の報告もあり，少量の甘草でも発症するケースがあることは知っておいたほうがよいでしょう[13]．

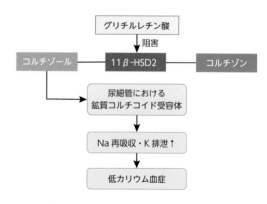

図 1：甘草による低カリウム血症

…と従来より考えられてきた機序を説明しましたが，実は 2019 年にこの偽アルドステロン症発症に関する新しい知見が日本の研究グループから発表されました[14]．この研究によると，11β-HSD2 を阻害するのはグリチルレチン酸ではなく，その代謝物である 18β- グリチルレチニル-3-O- 硫酸である可能性が示唆されています．

漢方エキス製剤で最も甘草の含有量が多い処方である芍薬甘草湯（しゃくやくかんぞうとう）における副作用調査（解析対象患者数：2,975 例，平均 1 日投与量：4.8 ± 2.3 g）では，低カリウム血症発現率 0.2%，高血圧，血圧上昇，浮腫，顔面浮腫，末梢性浮腫の発現率 0.1% であったと報告されています[15]．副作用の発現時期としては，副作用全体の 40.5% が投与開始 15 日以内に発現していますが，低カリウム血症については投与開始 15 日以内 1 件，4〜8 週 1 件，8〜12 週 1 件，12〜16 週 1 件，16〜26 週 3 件と報告されており，投与開始 2 週間後から半年後まで低カリウム血症発症の可能性があることが示されています．芍薬甘草湯に限らず甘草を含有する漢方薬を処方する場合，投与開始後 2 週間〜1 ヵ月後の比較的早期の副作用がなかったからといって安心せず，定期的な副作用チェックが望ましいと思います．また，芍薬甘草湯の投与量についての検討では，総投与量が 210 g を超えると低カリウム血症の発現件数が増えることが示されていますので[15]，1 日 5 g の処方（甘草の含有量としては 4.0 g）であれば 6 週間後に血清カリウム値のチェックが必要…ということになります．

当たり前の話ですが，利尿薬やインスリンの投与を受けている患者さんは，甘草を含む漢方薬による低カリウム血症の発現リスクが高くなっているため注意が必要です．また，偽アルドステロン症の症状は，浮腫，血圧上昇，低カリウム血症に伴う脱

力感・倦怠感などですが，すべての症状が揃うとは限りません．降圧薬服用中のため
それほど血圧が高くならない場合や，元々太っていてむくみに気づきにくい場合など
もあり，症状が揃うほうが珍しいかもしれません．したがって，定期診察時に浮腫，
脱力感の有無を確認し，血圧を測定することは必須です．

　偽アルドステロン症で認められる検査異常ですが，血清カリウム値低下，レニン活
性および血清アルドステロン値低下，そして，血液ガスにて代謝性アルカローシスな
どを認めます．もちろん，循環器外来であれば，心電図上のQT延長から低カリウ
ム血症を疑い，その結果他院で処方されている漢方薬にたどり着くというケースもあ
るでしょう．

　偽アルドステロン症と診断したら，もちろん原因となる漢方薬を中止しなくてはな
りません．しかし，こむら返りで困っておられる患者さんの中には『え〜，芍薬甘草
湯は止めないで下さい．脚が攣って大変なんです！』と抵抗される方もいらっしゃい
ます．その場合は，〈心不全〉の章の『POINT！◉利尿薬，降圧薬服用中の心不全患
者に起こるこむら返り』（p32）に記載したように，甘草を含まない処方に変更して下
さい．次に，血清カリウム値の補正を考えますが，カリウム製剤の投与は尿中へのカ
リウム排泄量が増えるだけであまり効果がないといわれています[16]．原因薬の中止
だけでも概ね10〜14日ほどで血清カリウム値は正常化しますが，カリウムの排泄を
抑えるためにスピロノラクトンなどの投与を行います．

　実例として，『循環器医が知っておくべき漢方薬』でも紹介した症例を以下に転載
します．この患者さんは採血データ上典型的な偽アルドステロン症ですが，受診時の
血圧はむしろ低いくらいでした．『カリウムの補正を行った』と書いていますが，カ
リウム製剤を入れても入れても血清カリウム値が上がらないので，心電図モニター下
に管理していました．この症例を経験したときには，スピロノラクトンを投与すると
いう知恵が働かず，今となっては反省です．

症　例	漢方薬と利尿薬の併用により著明な低カリウム血症となった一例

（文献17）より）

症例：77歳，女性
主訴：全身倦怠感，四肢脱力，食欲低下
現病歴：X年3月末より，体の動きが悪くなり，両下肢がしびれたようで力が入らなくなっ
た．食欲もなくなり，食べることができなくなったため，4月18日入院加療希望で受診．

内服薬：整形外科 A 医院処方：芍薬甘草湯 1 包/日，疎経活血湯 1 包/日

　　　　内科 B 医院処方：ニフェジピン CR 20 mg，カンデサルタン・ヒドロクロロチアジド配合錠 1 錠，フロセミド 80 mg

身体所見：血圧 108/70 mmHg，脈拍 65/ 分（整），下腿浮腫あり

血液検査：K 2.1 mEq/L ，血漿レニン活性（PRA）0.2 ng/mL/hr，血漿アルドステロン濃度（PAC）10.0 以下 pg/mL，動脈血液ガス：pH 7.57，$PaCO_2$ 32 mmHg，PaO_2 90 mmHg，HCO_3^- 28.9 mEq/L，BE 6.3 mmol/L

心電図：洞調律，60 bpm，II，III，aVf，V1-6 に陰性 T 波を認め，QTc 502 ms と延長あり

考察：A 医院処方の漢方薬内含有甘草量は芍薬甘草湯 1 包：2.0 g，疎経活血湯 1 包 0.33 g であり，合計すると 2.33 g とやや多めとなっていた．一方，B 医院からはフロセミド 80 mg とカンデサルタン・ヒドロクロロチアジド配合錠（カンデサルタン 8 mg・ヒドロクロロチアジド 6.25 mg 含有）が処方されており，重篤な低カリウム血症を伴う偽アルドステロン症を起こしうる処方であると考えられた．血液検査データでは，著明な低カリウム血症，代謝性アルカローシス，PAC 低値，PRA 低値を認めており，偽アルドステロン症に典型的なデータであった．血圧上昇は認めなかったが，降圧剤服用中であったことからマスクされていた可能性を考えた．

経過：漢方薬，利尿剤を中止（カンデサルタン・ヒドロクロロチアジド配合錠はカンデサルタン 8 mg に変更）し，カリウムの補正を行った．治療開始から 10 日後の採血で血清カリウム値 3.6 mEq/L となり，自覚症状も改善した．

　偽アルドステロン症は，重症化すると集中治療が必要になる場合もありますので，早めの発見が最も重要です．きちんとチェックできていれば決して怖い副作用ではありませんので，うまくチェックするようにして下さい．

■ 麻黄について ■

　麻黄による消化器症状については前述の通りですが，循環器疾患（特に虚血性心疾患，重症高血圧，不整脈），高度腎障害，甲状腺機能亢進症などのある患者さんに投与する場合には，症状悪化の可能性があるため注意が必要です．麻黄の主成分はエフェドリン（およびプソイドエフェドリン）ですから，交感神経刺激作用に伴う血圧上昇，動悸，頻脈，排尿障害，発汗過多，不眠などの副作用が起こる可能性があるのです．

　米国では麻黄抽出成分を含む健康補助食品（いわゆるエナジードリンクなど）によ

る有害事象が多数報告されていますが，心血管症状がその 47% を占め，最も多い事象は血圧上昇，次いで動悸および頻拍でした [18]．死亡例を含む重篤な有害事象としては，重症高血圧，致死的不整脈，心筋炎，心筋梗塞なども報告されています．…しかしこれらの報告はちょっと極端な話で，日本の医療用エキス製剤を過剰に恐れる必要はありません．麻黄を含む漢方薬を長期に渡って大量に服用する状況は基本的にありませんので．実際の麻黄含有漢方薬による副作用の報告としては，小青竜湯（しょうせいりゅうとう）による血圧上昇，麻黄附子細辛湯（まおうぶしさいしんとう）による動悸，胸苦，葛根湯による不整脈などがありますが [19]，私の知る限り致死的な有害事象の報告はありません．小青竜湯はアレルギー性鼻炎や花粉症に処方されるケースが多いと思いますが，麻黄に加えて甘草も含有しているため，偽アルドステロン症を発症した場合に重症高血圧をきたす可能性があります．花粉症のシーズンになると患者さんから『先生，花粉症の漢方薬も出してもらえますか？毎年飲んでいるので．』と切り出されるかもしれませんが，いきなり長期処方するのではなく，1ヵ月後の診察と家庭血圧測定を行うことが望まれます．

　麻黄を含む漢方薬との併用に注意を要する医薬品として，①他の麻黄含有漢方薬，②エフェドリン類含有製剤，③モノアミン酸化酵素阻害剤，④甲状腺製剤，⑤カテコラミン製剤，⑥キサンチン系製剤などがありますが，小青竜湯服用中に葛根湯を併用すれば服用する麻黄の総量が増えるため，当たり前ですが副作用出現の可能性が高くなります．ご注意下さい．

　血漿中エフェドリン濃度は，麻黄含有漢方薬服用から 2〜3 時間後にピークを迎えるという報告があります [20]．したがって，動悸や頻拍などの有害作用が発生した場合，服用から 3 時間程度経っていれば，まずは安静にしてしばらく様子をみるとよいでしょう．

■ 附子（ぶし）について ■

　附子（ぶし）はトリカブトを基原とする生薬で，含有されるアコニチン類には動悸，のぼせ，口唇・舌のしびれなどの中毒症状を引き起こす可能性があります．その昔，トリカブトを使った殺人事件もありましたので，ちょっと怖いと感じられるかもしれませんね．しかし，現在の医療用エキス製剤に含まれる附子は加圧加熱処理が施されており，毒性成分の残存量も定量されているため，常用量のエキス製剤を用いる限り中毒の危険性はほとんどありません．薬効を高めるために附子の粉末製剤をエキス製剤に追加して処方することができますが，修治附子末（しゅうじぶしまつ）（0.5〜2g/日）を投与した 593 例の検討に

おいても，発生した副作用は血圧上昇3例，悪心2例，ほてり1例であり，重症例は認めなかったと報告されています[21]．

ただし，附子末を大量に使用した場合や，減毒処置を行っていない生薬（烏頭）を煎じ薬で使用する場合には，口〜舌のしびれ感，のぼせ，動悸，悪心，不整脈，呼吸抑制などが出現することがあるため注意が必要です．

文　献

1) Saiki I：A Kampo medicine "Juzen-taiho-to"-prevention of malignant progression and metastasis of tumor cells and the mechanism of action. Biol Pharm Bull 23：677-688, 2000
2) 佐藤篤彦ほか：小柴胡湯による薬剤性肺炎．漢方と最新治療 8(1)：11-17, 1999
3) 伊藤　隆ほか：当院の随証治療における甘草および黄芩による副作用の臨床的特徴．日東医誌 61：299-307, 2010
4) 伊藤　隆：厚生労働省副作用情報に基づく一般用漢方製剤の副作用の件数と内容の調査．日東医誌 67：184-190, 2016
5) 矢船明史ほか：*Scutellaria* 属の生薬による肝障害ならびに同属のオウゴン含有漢方処方による肝機能障害について．Jpn J Clin Pharmacol Ther 27：635-645, 1996
6) 厚生省薬務局：医薬品副作用情報, No.137, 1996
7) 鈴木　宏ほか：C 型ウイルス性慢性肝炎患者への小柴胡湯投与に関するガイドライン．和漢医薬誌 17：95-100, 2000
8) Iwashita A et al：Mesenteric phlebosclerosis-a new disease entity causing ischemic colitis. Dis Colon Rectum 46：209-220, 2003
9) 岩下明徳：特発性腸間膜静脈硬化症（idiopathic mesenteric phlebosclerosis）．胃と腸 44：135-136, 2009
10) 吉井新二ほか：漢方薬の長期服用歴を認めた腸間膜静脈硬化症の4例．日本大腸肛門病会誌 63：389-395, 2010
11) Conn JW et al：Licorice-induced pseudoaldosteronism. Hypertension, hypokalemia, aldosteronopenia, and suppressed plasma renin activity. JAMA 205：492-496, 1968
12) 神戸中医学研究会編著：中医臨床のための中薬学, 東洋学術出版社, 千葉, 2011
13) Harahap IS et al：Herbal medicine containing licorice may be contraindicated for a patient with an HSD11B2 mutation. Evid Based Complement Alternat Med：1-5, 2011
14) Ishiuchi K et al：18 β -glycyrrhetyl-3-O-sulfate would be a causative agent of licorice-induced pseudoaldosteronism. Sci Rep 9：1587, 2019
15) 牧　綾子ほか：ツムラ芍薬甘草湯エキス顆粒（医療用）の副作用発現頻度調査．診断と治療 104：947-958, 2016
16) 河邉博史ほか：アルドステロン症，偽アルドステロン症．循環科学 16：20-23, 1996
17) 北村　順：循環器医が知っておくべき漢方薬, 文光堂, 東京, 88, 2013
18) Haller CA et al：Adverse cardiovascular and central nervous system events associated with dietary supplements containing ephedra alkaloids. N Engl J Med 343：1833-1838, 2000
19) 久保田富也ほか：麻黄剤の副作用について．漢方療法 2：69-72, 1998
20) 赤瀬朋秀：麻黄による心血管系の有害作用．漢方医薬誌 21：16-18, 2013
21) Nagasaka K et al：Study of shuchi-bushi, a powder type of aconiti tuber after being autoclaved, especially concerning side effects –usage and dosage of shuchi-bushi from this study-. Kampo Med 56：797-800, 2005

循環器領域における漢方
―今後の展望

POINT!

◉『証』はレスポンダーの特徴を表すもの
　➡ バイオマーカー，エコー所見などによる現代医学的『証』の確立を
◉症例の集積からエビデンスの構築へ

解 説

　最後に，循環器診療における漢方の今後についてお話ししたいと思いますが，その前に漢方の歴史を少し振り返ります．

　漢方の世界では『三大古典』と呼ばれる古医書が重要視されています（表1）．前漢～後漢の時代（紀元前200年～後200年）の中国で原書が成立したといわれていますが，特に，傷寒論と金匱要略からなる傷寒雑病論は臨床漢方のバイブルと考えられています．傷寒論は，急性発熱性疾患の治療マニュアルです．刻々と変化する症状経過，診察所見などから処方すべき薬を指示するスタイルで書かれています．治療を誤った場合（誤治）にはこうしなさい…という記載まであり，文面から当時たくさんの命を奪った疫病と戦う意思が伝わってきます．抗菌薬を使うことのできる現代では，感染症治療において刻々と変化する病状に合わせて処方を変更することはあまりないかもしれませんが，当時は変化する病状・状態を『証』と表しました．一つの感染症も，葛根湯が適する状態『葛根湯証』で始まったが，4日後には小柴胡湯が適した病状『小柴胡湯証』に変化した…というようなイメージです．金匱要略は，急性発熱性疾患以外の病気

表1：三大古典

前漢～後漢 紀元前200年～後200年に原書成立
黄帝内経
素問：漢方医学理論
霊枢：鍼灸理論
神農本草経
：本草学（薬物学）
傷寒雑病論
傷寒論：急性発熱性疾患治療マニュアル
金匱要略：非感染性疾患治療マニュアル

119

に対する治療マニュアルですが，症状経過，診察所見から処方すべき薬を指示するスタイルは傷寒論と変わりません．ただ，急性疾患でないことが多いため，刻々と変化する病状に対応…というものではなく，症状と診察所見から『証』を判断することになります．

　日本の漢方は，奈良〜室町時代に中国から伝わった医学が気候風土に合わせて独自に発展したものですが，『証』に従って治療することに変わりはありません．傷寒論や金匱要略を原典として，二千年前後の歴史の中でその時，その時代の名医達によって『証』の解釈，見直しが行われてきた訳ですが，いつまでも漢文の世界にいるべきではないと思います．これからの漢方は，現代医学に基づいた検査データやパラメータによって表された『証』によって処方が行われなくてはなりません．換言すれば，『証』はレスポンダーの特徴を表すものですから，これからは循環器疾患治療に用いる漢方薬のレスポンダーの徴を現代医学的に抽出していくことが必要となります．例えば，木防已湯は歴史的にも心不全治療に用いられてきた薬ですが，現代医学的な評価やレスポンダーの特徴抽出はこれからさらに進めていく必要があるでしょう（〈心不全〉の章の『POINT！◉漢方薬の併用：起座呼吸の場合，心窩部の抵抗・圧痛が強い症例には木防已湯を』p26参照）．そして，心不全治療薬としてはそれほど注目されていなかった牛車腎気丸のように，循環器疾患治療に役立つ可能性を秘めた漢方薬についても光を当てていくことが必要です．そして，最終的には，漢方医では想像もできなかった処方が循環器疾患治療に有用である…ということが循環器専門医によって示されれば，新しい世界が開けたということになるでしょう．

　幕末まで日本の医療を支えた漢方は，『医制』発布によって一度途絶えました．しかし，漢方の効果を知る人々のニーズもあって，明治末〜大正に漢方復興運動が始まり，そして1967年漢方エキス製剤が保険収載されることとなりました．先人達の努力によって，われわれは漢方薬を処方することができるようになったのです．しかし，残念ながら，大建中湯や六君子湯，抑肝散などのようなエビデンスの示された処方を除けば，主に漢方専門医が処方しているのが実情です．私に言わせれば，本当にもったいない！西洋医学と漢方医学はミックスして，いいとこ取りすればよいのですから，ぜひ積極的に使ってもらいたいですね．一般の循環器専門医が日常的に漢方薬を処方する（できる）ようになってはじめて漢方の復興といえるのだと，私は思っています．そのためには，多くの循環器専門医に漢方薬を知ってもらい，処方してもらうことが必要です．症例の蓄積は，バイオマーカーやエコー所見などによるレスポンダーの特徴把握に繋がり，そして大規模研究へ…．循環器分野でも，漢方がもっと役立つことを心から願います．

あとがき

　漢方には，先人の書き遺した古医書を読むという楽しみがあります．本文中でも紹介した傷寒論や金匱要略といった中国の古典医書は漢文ですから，すらすら読み進めて行くという訳にいきませんが，江戸時代に書かれたものにはカルテのような診療録スタイルのものもあり，漢方薬しか選択肢のなかった当時の医者がどのように診察し，治療を行ったのかを垣間見ることができます．患者の症状に関する記載は，まさに今もある疾患に伴う症状そのものであり，医者は『処方選択ミス＝死』という重い責任を背負って患者に対峙しています．そこには，歴史小説を読むような面白さと，時の流れを超えて歴史上の名医に教えを請うような喜びがあります．

　…考えてみれば，心筋梗塞や心不全といった現代医学的病名がなかっただけで，古代の中国にも江戸時代の日本にも心筋梗塞や心不全の患者さんはいたはずです．そして，その時代々々の医者達が治療のために最善を尽くすことにも変わりはないでしょう．もし貴方が江戸時代の医者だったら，対象疾患が何であれ，きっと漢方薬を駆使して何とか治療しようと頭をフル回転させたと思います．

　いまある漢方薬は，そういった歴史を経て現在まで残ったものです．幾多の淘汰を乗り越えて効果の高いものだけが生き残っているのですから，われわれにとって宝物といってもよいものでしょう．循環器診療においても，現代の標準治療をサポートする目的でうまく漢方薬を利用していくことができれば，より患者満足度の高い，日本オリジナルの循環器診療が可能となっていくように思います．著者として，本書がその一助となれば幸いです．

　最後に，ご多忙にも関わらず今回も快く監修をお引き受け下さった恩師・田邊一明先生，迅速に情報・資料を提供して下さった株式会社ツムラの宮本寛子さん，伊庭佳浩さん，紺谷透さん，そして編集にご尽力下さった文光堂の阿部柚香さんに心より御礼申し上げます．

北村　順

索 引

漢方薬索引

著者紹介

北村　順（きたむら じゅん）

1967 年島根県生まれ．1992 年島根医科大学卒業．医学博士
島根医科大学第四内科，日本心臓血圧振興会附属榊原記念病院，天理よ
ろづ相談所病院循環器内科を経て，2004 年より北村内科クリニックにて
漢方を本格的に学ぶ．その後，島根大学医学部循環器内科（講師）を経て，
2010 年より神戸海星病院勤務（内科部門長，副診療部長）．2013 年より
島根大学医学部循環器内科臨床教授．

- 日本循環器学会認定循環器専門医
- 日本東洋医学会認定漢方専門医
- 日本東洋医学会代議員
- 鳥取大学医学部非常勤講師

[著書]
〈単著〉
2013 年　循環器医が知っておくべき漢方薬（文光堂）
2017 年　続・循環器医が知っておくべき漢方薬
　　　　　　―患者満足度を上げる次の一手（文光堂）
〈共著〉
2015 年　使ってみよう漢方薬（文光堂）
2019 年　臨床力をアップする漢方
　　　　　　―西洋医学と東洋医学の W 専門医が指南！（中山書店）

検印省略

これからの循環器診療に役立つ
漢方薬処方テキスト
定価（本体 2,800円＋税）

2020年3月4日　第1版　第1刷発行

監修者　田邊 一明
　　　　たなべ　かずあき

著　者　北村 順
　　　　きたむら　じゅん

発行者　浅井 麻紀

発行所　株式会社 文光堂
　　　　〒113-0033　東京都文京区本郷7-2-7
　　　　TEL （03）3813 - 5478（営業）
　　　　　　 （03）3813 - 5411（編集）

© 北村　順，2020　　　　　　　　印刷・製本：広研印刷

ISBN978-4-8306-1949-6　　　　Printed in Japan